Bettina Schmidt

Der spirituelle Kräutergarten

Bettina Schmidt

Der spirituelle Kräutergarten

Wesen und Seele unserer Heilpflanzen

SILBERSCHNUR VERLAG

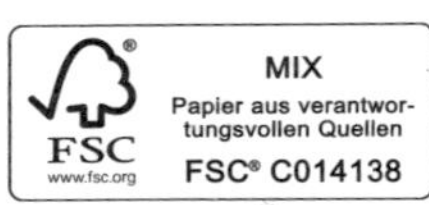

ISBN: 978-3-89845-427-8

1. Auflage 2014

Gestaltung: XPresentation, Güllesheim; unter Verwendung verschiedener Motive von www.fotolia.de: © Alexander Raths, © Carmen Steiner, © silvae
Druck: Finidr, s.r.o. Cesky Tesin

Verlag »Die Silberschnur« GmbH
Steinstraße 1 · D-56593 Güllesheim
www.silberschnur.de · E-Mail: info@silberschnur.de

Inhalt

Vorwort 11

1. Teil:
Von Wurzelschnitten und Weltanschauungen –
Gärten, Pflanzen und Planeten 17

Kunst- und Kräutergärten 19

Wie die Kräuter zu den Menschen
kamen: Ein Märchen 25

Pflanzen und Planeten 31

Von Wurzelschnitten und Weltanschauungen 51

Goethes "Urpflanze" und Rudolf Steiners
darwinistische Revolution 55

Von Glykosiden, Alkaloiden und anderem
seltsamen Gebräu. Oder: Was macht eine Pflanze
eigentlich zur Heilpflanze in unserer heutigen Zeit? 65

Spagirik - alles Zauber oder was? 77

Das Licht des Lebens 87

Das Gelbe des Löwenzahns -
Forschung und Erkenntnis 95

2. Teil:

Ein Salbei auf der Fensterbank: Die Praxis
für Garten, Balkon, Küche und Gesundheit 103

Die grünen Plaudertaschen 105

Magische Kräuter und die Magie der weisen Frauen 111

Der Salbei auf der Fensterbank 137

Wilde Kräuter und ihre Kochrezepte 143

Wildkräutertelegramm 153

Kräuter als Medizin 157

Ein Wort zum Schluss 169

Anmerkungen 173

Bildnachweise 175

Literaturangaben 177

Über die Autorin 181

Hinweis

Die Ratschläge und Empfehlungen in diesem Buch wurden von der Autorin nach bestem Wissen und Gewissen erarbeitet und sorgfältig geprüft. Dennoch kann keine Garantie übernommen werden. Eine Haftung der Autorin, des Verlages oder seiner Beauftragten für Personen-, Sach- oder Vermögensschäden kann daher nicht übernommen werden. Außerdem möchten wir darauf hinweisen, dass alle in diesem Buch beschriebenen Verfahren eine Behandlung durch Ärzte und Heilpraktiker nicht ersetzen.

»Wir müssen uns daran erinnern, dass das, was wir beobachten, nicht die Natur selbst ist, sondern die Natur, die unserer Art der Fragestellung ausgesetzt ist.«

Werner Heisenberg[1]

Rudolf Steiner wiederholte in seinen Vorträgen oft folgende Worte:

»In der Zukunft wird die Erde sich wiederum vergeistigen. Die ganze Erde wird zersplittern, wie heute schon das Radium zeigt. Der Auflösungsprozess der Erde wird eintreten, eine Vergeistigung, eine Vergöttlichung (...).«

Rudolf Steiner[2]

Vorwort

Beim kleinsten Sonnenstrahl setze ich mich in meinen Garten und beobachte. Den Löwenzahn zum Beispiel. Haben Sie schon einmal gesehen, wie er seine wunderschöne gelbe Blüte im Sonnenlicht öffnet? Und wenn bei mir am Nachmittag die Sonne hinter der dicken Eiche verschwindet, schließen sich die Blüte sofort wieder. Schauen Sie einmal den Bienen zu, wie sie sich bemühen, den süßen Nektar der Blüten einer Taubnessel zu sammeln! Probieren Sie ihre weißen Blüten, sie schmecken wunderbar süß. Jetzt kann man die akrobatischen Kunststückchen dieser Insekten verstehen, wenn sie versuchen, an den süßen Saft zu kommen.

Viele Pflanzen, die in unseren Gärten und in der freien Natur blühen, sind nicht nur essbar, nebenbei tun sie uns viel Gutes. Pflanzen und Kräuter gehören zum ältesten Bestand des Arzneischatzes der Menschheit. Natürlich war ihr Ansehen nicht immer das Gleiche, doch das Volk hat zu allen Zeiten an ihnen festgehalten. Heute ist ihr Ruf wieder besser geworden, und das Interesse für ihre Heilkräfte, aber auch für ihre Geschichte nimmt zu. Wer sich näher mit der Geschichte der Pflanzen beschäftigt, wird erstaunt sein über ihre große Wanderlust und ihren Einfluss auf die Erdgeschichte. Es waren die Pflanzen, die uns Menschen das Leben auf der Erde erst ermöglichten und immer noch ermöglichen.

Heute sind eine Million Pflanzenarten bekannt, wobei der größte Teil zu den Algen gehört und nur ein geringer Prozentsatz die Grünen Landpflanzen ausmacht. Es ist davon auszugehen, dass bis jetzt nur etwa zehn Prozent aller Pflanzen auf diesem Planeten bekannt sind. Ein riesiges Potenzial schlummert weiterhin da draußen und wartet darauf, entdeckt zu werden. Jede Pflanze an sich enthält zudem mehr als 10.000 verschiedene Substanzen und demnach eine Unmenge an noch nicht erforschten Stoffen. Doch die Wälder der Erde sind nicht nur eine riesige Apotheke unter freiem Himmel, in der wir uns bedienen können. Sie sind auch überaus faszinierend in den Möglichkeiten, die sie uns bieten, um unser menschliches Leben zu verändern und zu begreifen.

Nehmen wir einmal den Gemüsegarten. Er ist eine schöne Veranschaulichung der Lebensvorgänge in der Natur: Welche Pflanze braucht wie viel Licht, wer mag sich und wer nicht? Und was krabbelt und kriecht dort so herum? Aus welchen Früchten kann ich Marmelade machen, und wie bekomme ich neue Samen für das nächste Jahr? Wie ziehe ich Pflanzen, auf was muss ich achten? Ich verstehe, dass ich mich auf Basilikum und Co. einlassen muss, um zu verstehen, was sie brauchen, sonst wird das nichts mit der Ernte. Durch die Beschäftigung mit den Pflanzen verstehen wir den kleinen Kreislauf und bekommen Respekt vor dem großen.

Ich schaue aus meinem Fenster in meinen Garten, mein Auge ruht auf den bunten Blüten der Kapuzinerkresse, auf den (noch) grünen Tomaten, auf dem saftigen Grün der Baumwipfel. Dann passiert es. Mein Herz öffnet sich und lässt langsam alle Sorgen los. Es entsteht eine wunderbare Leere im Kopf, und ich spüre eine Freiheit, die all meine Fantasien auf Reisen gehen lässt. Die Natur - ein Garant zum Erleben der Leichtigkeit des Seins.

Wie entstand die Idee zu diesem Buch? Meine Großmutter nahm mich als Kind mit auf ihre Waldspaziergänge. Dabei erklärte sie mir die Heilkraft der einen oder anderen Pflanze. Mein Großvater eilte uns beiden immer voraus. Ihm war die Bewegung im Wald schon genug, von den Geschichten einer alten Frau wollte er nichts wissen. Ich muss zugeben, auch bei mir war es eher der Respekt, den ich meiner Großmutter entgegenbrachte, der bewirkte, dass ich ihr zuhörte. Ich war ein Kind der Stadt und hatte mit der Natur nicht viel am Hut. Trotzdem kann ich mich jetzt noch teilweise an die Worte meiner Oma erinnern und an die Geschichten über Kräuter, die sie mir erzählte.

Viele Jahre später, nachdem meine Großmutter gestorben war, wurde ich Heilpraktikerin, und daran schloss sich ein Studium der chinesischen Medizin/Akupunktur an. Da die Behandlung der Patienten in der chinesischen Medizin zum größten Teil über die Behandlung mit Kräutern erfolgt, lag es nicht fern, nun endlich in die Fußstapfen meiner Großmutter zu treten. Nach einigen Jahren Studium wusste ich viel, aber längst nicht genug. Die Frage, die mich am meisten interessierte, war, wie die Menschen in der Vergangenheit eine Heilpflanze ohne Mikroskop, ohne das Wissen über die Existenz der chemischen Elemente und fast ohne Kommunikation untereinander erkannt haben.

Bei der Beschäftigung mit dieser Frage streifte ich fast unfreiwillig andere naturwissenschaftliche Bereiche, zum Beispiel die Physik, die Biologie, die Chemie, aber auch die Philosophie. Dabei wurde mir klar, dass wir versuchen, die Natur und ihre Phänomene nur so weit zu verstehen, wie sie in unsere persönliche Weltordnung passen. Das schließt mich ein. Nichts macht mir und wahrscheinlich den meisten Menschen mehr Angst, als dem Unbekannten ausgeliefert zu sein. Wir wollen Kontrolle und Sicherheit, und das bezieht sich auf alle Facetten unseres Lebens. Doch mich fasziniert immer wieder, wie zum Beispiel die Physik seit Demokrit und Aristoteles versucht, Naturgesetze zu erkennen, um den Menschen auf ihrer Suche nach Kontrolle über die Natur und den Kosmos zu helfen. Doch mit Max Plancks Quantentheorie Anfang des 20. Jahrhunderts stieß sie an ihre Grenzen.

Es scheint mir also, als müsste ich mich daran gewöhnen, dass ich in einer Welt lebe, die zunächst ungewiss bleiben wird. Alles ist möglich, aber nicht alles lässt sich mit naturwissenschaftlichen Gesetzen festhalten. 1000 Mal ist ein Experiment gelungen, doch beim 1001. Mal misslingt der Versuch - und die bis dahin gemessene "Wahrheit" wird hinfällig. Jetzt muss der Mensch sich wieder neu einlassen, die Wahrheit zu entdecken. Naturgesetze sollen der Orientierung dienen, sie sollen aber nicht dazu führen, die Augen vor anderen Möglichkeiten zu verschließen.

Dies sollte ein Buch über Pflanzen werden und ist ein Buch über Pflanzen mit quantenphysikalischen Denkansätzen geworden. Ich habe an der Oberfläche gekratzt, und jedes Mal, wenn ich dachte, ich habe die Formel für den Stein der Weisen gefunden, war es nicht das Gold, das in der Tiefe hervorschimmerte, sondern die nächste Schicht zum Weitergraben. Ich war noch weit vom Kern entfernt, da tauchten plötzlich noch ganz andere Fragen auf: Was haben Lichtteilchen (Photone) mit Pflanzen zu tun? Was fange ich mit der Entdeckung der Quantenverschränkung bei Pflanzen an? Und was bedeutet es für uns persönlich, wenn wir Pflanzen nicht mehr nur auf ihre Heilwirkung hin abklopfen, sondern eine wissenschaftliche Erklärung für ihre Wirksamkeit finden – oder sagen wir besser: eine Vermutung, eine Idee, die unsere ganze Sicht auf Pflanzen und die Welt um uns herum grundsätzlich verändert, die unsere bisherige Weltordnung ins Wanken bringt. Denn während meiner Recherchen zu diesem Buch wuchsen in mir revolutionäre Gedanken: nämlich dass wir Menschen uns mit der fortschreitenden Digitalisierung der Welt, der Zerlegung von allem in Binärcodes, in Bits und Bytes, dorthin bewegen, wo wir herkommen. Der Mensch, die belebte und die unbelebte Materie ist nichts als eine Verdichtung von Informationen, das Universum ist nichts als eine unerschöpfliche Informations- und Energiequelle, ein gigantischer Quantencomputer. Wenn man das im Kopf hat, dann erklärt sich die Wirkung von Homöopathie, Akupunktur, Bioresonanz, Phytotherapie und von anderen alternativen Therapieformen, da es bei allen darum geht, gestörte Energien zu harmonisieren. Und plötzlich scheint alles klarer und ergibt einen Sinn.

Alles ist mit allem verbunden - und ich habe mir einen kleinen Teil der Welt herauspickt, die Welt der Pflanzen und Heilkräuter. Dennoch muss man die Geschichte, die Entwicklung, in unserem Fall die der Pflanzen, begreifen, um die Chancen der Gegenwart zu verstehen. Darum geht es zunächst um antike Gärten, weise Gelehrte, Alchemisten, Kräutergärten und die Suche nach einer Antwort auf die Frage, was eine Pflanze zur Heilpflanze macht.

1. Teil:

Von Wurzelschnitten und Weltanschauungen – Gärten, Pflanzen und Planeten

Kunst- und Kräutergärten

»Dem Fröhlichen ist jedes Unkraut eine Blume,
dem Betrübten jede Blume ein Unkraut.«

Finnisches Sprichwort

Die ersten uns heute bekannten Gärten lagen zwischen der heutigen nordafrikanischen Wüste und dem Tal des Euphrats – und seit damals hat sich einiges getan, wobei Gärten in unserer Zeit ganz unterschiedlich genutzt werden. Der eine hat einen Garten, in dem fast nur Rasen wächst. Er möchte sich die viele Arbeit sparen und sich einfach nur auf dem saftigen Grün ausruhen. Ein anderer braucht die Arbeit im Garten als Ausgleich für seinen Alltag und hat deshalb viele Gemüsepflanzen und Obstbäume. Oder man hat beides: Zum Teil ist der Garten Nutzgarten, und zum Teil ist er ein Ziergarten. Jeder Gartenbesitzer hat seine Vorlieben, aber bei fast allen Menschen werden bei dem Wort "Garten" Emotionen wie Sehnsucht, Hoffnung, Geborgenheit ausgelöst. Oder

Träume des Glücks. Oder Bilder aus der Kindheit. Der Garten ist ein besonderer Ort, und diese Orte können ganz verschieden sein.

Der Garten meiner Oma war so ein besonderer Ort. Auf den ersten Blick sah er sehr wild aus, alles schien durcheinander zu wachsen. Aber in dieser ungezähmten Wildnis gab es doch eine Ordnung. Die Beete am rechten und linken Rand waren der Versuch, den Garten zu kultivieren. Hier wuchsen Ringelblumen, Lauchzwiebeln, Möhren und Salbei. Die Tomatenpflanzen, die dicht an dicht mit anderen Wildkräutern standen, schienen schneller wachsen zu wollen als ihre Brüder weiter hinten, die ganz allein standen und kürzer und etwas gedrungener aussahen. Es schien, als ob die Tomatenpflanzen in Konkurrenz mit ihren Nachbarpflanzen standen: Wenn sie sich bedroht fühlten, überragt zu werden, wuchsen sie schneller, um genügend von dem so wertvollen Sonnenlicht für sich in Anspruch nehmen zu können. Den Abschluss bildeten mehrere Sträucher Rosen, deren Namen ich damals nicht kannte, die aber wunderbar dufteten. Und mittendrin kleine Büschel von Walderdbeeren, die am Tag scheinbar verzweifelt versuchten, ein, zwei Sonnenstrahlen zu erhaschen. Der Rest war einfach nur wilde Ungezähmtheit: Johanniskraut neben Mariendisteln, dazwischen Borretsch, Sauerampfer, Feldstiefmütterchen, Beinwell, Schafgarbe, Senf und Spitzwegerich. Dort, wo der Garten aufhörte und in einen Bach mündete, hatte sich in einer halbschattigen kleinen Mulde eine Engelwurz breitgemacht. An der sonnigsten Stelle im Garten hatte meine Großmutter Lavendel und Rosmarin gepflanzt, der nicht nur der kräftigen südlichen Sonne standhielt, nein, er hatte sich sogar zu einem prächtigen Busch entwickelt. Genau wie diese herrlich dicken, duftenden Lavendelblüten.

Ich liebte diesen Garten. Wahrscheinlich auch deshalb, weil er so ungezähmt vor meinen Füßen lag. Ich mochte es, durch ihn zu spazieren, hier und da stehen zu bleiben, um die Blätter und Blüten mit meinen Händen zu zerreiben und die verschiedenen Düfte einzuatmen - oder sie einfach nur zu probieren, um herauszufinden, was diese kleinen Köstlichkeiten wohl für einen Geschmack haben. Auch die Bienen summten um die Blüten und gaben sich redlich Mühe, von dem köstlichen Nektar zu naschen. Dieser Garten war für mich ein Ort der Vollkommenheit und des Glücks, hier schienen die Uhren stillzustehen, und ich fühlte mich der Natur tief verbunden und sehr nah. Bevor man Gärten anlegte, in denen auch Heilpflanzen wuchsen, zogen arme Bauern Pflanzen ausschließlich als Nahrungsquelle. Im Laufe der Zeit - man geht von einem Zeitraum aus, der etwa 10.000 Jahre umfasst - wurde den Pflanzen in den angelegten Gärten und Hainen auch eine religiöse und symbolische Bedeutung zugesprochen. Kräuter, Bäume und Sträucher galten als Wohnstätten von Göttern und Geistern - germanischen Gottheiten wurde beispielsweise immer ein Baum oder eine Pflanze gewidmet. Bei den alten Germanen saß der Donnergott Thor in der Krone der mächtigen Eiche. Freya wohnte in der Linde, und da sie die Gottheit der Liebe, der Ehe, der Fruchtbarkeit, aber auch der Gerechtigkeit ist, wurde unter der Linde oft Gericht abgehalten. Außerdem war Freya die Schutzgöttin der Frauen, besonders bei der Geburt. So sind viele Pflanzen Freya heilig, zum Beispiel der Frauenmantel.

Der Fuchs, der Wolf und der Bär galten wiederum als Seelentiere. Man war davon überzeugt, dass sich ihre Tierseelen in bestimmten Pflanzen wiederfanden, und durch deren Verzehr konnte man sich ihre Kraft einverleiben. So stand der Bär symbolisch für ein kraftvolles Urwesen, das mit seiner Stärke die Macht des Winters brechen und neue Fruchtbarkeit bringen konnte. (Der Bär als Fruchtbarkeitstier ist übrigens auch heute noch in dem Wort "gebären" enthalten.) Die Pflanze, die diese "Bärenkraft" als Heilpflanze entwickeln konnte und danach benannt ist, ist der Bärlauch.

Andere alte Pflanzennamen entstanden, weil weise Frauen, Heilerinnen und Heiler den Gewächsen ihren Namen gaben. Dabei sollte der Name sich nicht nur auf die Wurzel der Pflanze, sondern auf ihr ganzes Wesen beziehen. Da diese Frauen aber in erster Linie Wurzelkundige waren, enthalten viele Pflanzen noch heute den Wortteil "-wurz" in ihrem Namen, beispielsweise der Meisterwurz, der Engelwurz, der Blutwurz, der Pestwurz und der Hauswurz, ebenso bekannt als Jupiterbart, Donnerkraut und Gottesbart. Sehen wir uns den Blutwurz etwas genauer an: Aufgrund seines roten Wurzelinneren wurde bei dieser Pflanze vermutet, dass sie damit alle Krankheiten heilen kann, die mit dem Blut in Zusammenhang stehen. So galt der Blutwurz lange Zeit als Universalheilkraut, wie eine alte Volksweisheit verdeutlicht: "'S mag mer fehle, was mer will, so trink i halt mei Durmendill." (Durmendill = Tormentill, neudeutsch = Blutwurz) Tormentill wird auch noch heute traditionell wegen seines hohen Gerbstoffgehaltes bei Erkrankungen der Darmschleimhaut, schlecht heilenden Wunden, Magenschmerzen, Verstopfung, Erbrechen, Frostbeulen, Haut- und Zahnfleischentzündungen und bei Entzündungen der Mund- und Rachenschleimhaut eingesetzt.

Viel später erst erfüllten Kräuter, Sträucher und Bäume eine Doppelfunktion: einerseits als Nahrungs- und Heilpflanzen, andererseits als Dekoration. In unseren Breitengraden waren Gärten dagegen eher ein Luxus. Aufgrund manches fantastischen Werkes, man denke an die vielen noch heute erhaltenen Schlossparks, wurden sie oft in den Rang der formvollendeten Kunst erhoben. Heute sind groß angelegte Gärten eher die Seltenheit. Dennoch, in manchen Ländern, wie England insbesondere, wird ein Garten noch immer mit einem Meisterwerk gleichgesetzt. Richtet man seinen Blick nach Fernost, sind es die japanischen Gärten, die diese Kunstfertigkeit besonders gut versinnbildlichen. Bis heute bilden sie die spezielle Fähigkeit der dortigen Gärtner ab, formvollendete Anlagen zu schaffen, die zeigen, dass weniger oft mehr ist.

In Japan unter dem weiten Begriff des *Zen* zusammengefasst, besteht ihr Zweck darin, eine ruhige und meditative Atmosphäre zu schaffen. Es ist Tradition, Steine, Moos, Sand, Wasser, Pflanzen und Bäume so anzuordnen, dass eine Gestaltung entsteht, die den Betrachter dazu "zwingt", innezuhalten und sich von den Spannungen des Alltagslebens zu lösen. Dazu werden Steine so angeordnet, dass sie einen holprigen Weg bilden, der die volle Konzentration des Besuchers erfordert. Am Ende dieses Weges wartet eine kleine Bank, auf die man sich setzen kann, um sich von der gerade unternommenen kleinen Anstrengung zu erholen. Sitzt man dann dort und hebt seinen Blick, fällt dieser auf einen besonders schön geschnittenen Baum, auf dem das Auge des Besuchers lange verweilen möchte.

Diese einfach aussehenden, von schlichter und sanfter Schönheit geprägten Gärten erlauben keinen Wildwuchs. Alles ist auf das Genaueste durchgeplant. Trotzdem bleibt der japanische Garten eine Ode an die Natur, an ihre natürliche Harmonie. Es sind die fantasievollen Nachbildungen kleiner Landschaften, die Assoziationen an einen Wald oder einen Berg wecken. Wie von Zauberhand zieht man sich ein Weilchen von der Welt zurück, um sich auf das Wesentliche zu konzentrieren - und so sind japanische Gärten oftmals Oasen der Ruhe in großen Städten.

Wie die Kräuter zu den Menschen kamen: Ein Märchen

Die Cherokee erzählen dazu folgende Geschichte: "In längst vergangenen Tagen konnten die Tiere, die Vögel, die Fische, die Insekten und sogar die Pflanzen sprechen. Sie lebten mit den Menschen in Frieden und Eintracht. Aber die Zeit verging, und die Menschheit wuchs so stark an, dass ihre Siedlungen sich überall auf der Erde ausbreiteten. (...) Das war schon schlimm genug, aber was das Leben wirklich verschlechterte, war die Erfindung von Pfeil und Bogen, von Messern, Blasrohren, Speeren und Haken durch die Menschen. Damit fingen sie an, die großen Tiere abzuschlachten und Vögel und Fische wegen des Fleisches und der Häute zu fangen, während kleinere Lebewesen, wie Frösche oder Würmer, zerquetscht oder zertreten wurden."

Irgendwann wurde es den Tieren zu viel, und sie trafen sich, um die Lage zu besprechen. Zunächst trafen sich die

Bären unter dem Vorsitz des alten weißen Bären. Doch sie konnten keine Lösung finden und (...) die Bären verstreuten sich wieder in den Wäldern und Dickichten (...).

Die Hirsche waren die nächsten, die eine Versammlung unter ihrem Häuptling Kleiner Hirsch abhielten. Nach einigen Diskussionen kamen sie überein, jeden Jäger mit Rheumatismus zu strafen, der einen von ihnen tötete, außer er bat um Verzeihung für diesen Angriff (...). Kein Jäger, der auf seine Gesundheit achtet, wird jemals vergessen, sich bei einem Hirsch dafür zu entschuldigen, dass er ihn tötet (...).

Schließlich kamen auch die Vögel, die Insekten und die kleineren Tiere aus demselben Grund zusammen (...). Einer nach dem anderen beschrieb die Grausamkeit und Ungerechtigkeit der Menschen gegenüber den Tieren und stimmte für ihren Tod (...). Dann begannen sie, viele Krankheiten zu erfinden und zu benennen, einer nach dem anderen. Kein einziger Vertreter der menschlichen Rasse hätte auf der Erde überleben können (...).

Als die Pflanzen, die den Menschen freundlich gesonnen waren, vernahmen, was die Tiere beschlossen hatten, kamen sie überein, gegen die üblen Absichten vorzugehen. Jeder Baum, jeder Strauch und jedes Kraut bis hinunter zu den Gräsern und Moosen stimmte zu, eine Medizin gegen eine der Krankheiten zu bilden. (...)

Wenn der Arzt nicht weiß, welche Medizin er bei einem kranken Menschen anwenden soll, sagt es ihm der Geist der Pflanze."[3]

Heute kann nur gemutmaßt werden, wie die Menschen die wohltuenden Kräfte der Kräuter entdeckten. Sicherlich gab es keinen "Insalata neandertala", bei dem unsere Vorfahren beim gemütlichen Beisammensein das eine oder andere Pflanzenblatt und seine Wirkung ausprobierten. Sie hatten andere Dinge zu tun, vor allem Nahrung, etwa Wurzeln, zu beschaffen, um zu überleben. Vielleicht half das eine oder andere Mal der Zufall nach, wenn man mit dicken, breiten Blättern Wunden oder Verletzungen verbinden musste. Dazu kommt, dass die Sinne damals noch anders ausgeprägt waren, als sie es heute sind, schließlich ging es schlicht und ergreifend ums Überleben. Genau wissen können wir es nicht, aber wie schon angedeutet, glauben unsere heutigen Wissenschaftler, dass die Frühmenschen die Pflanzen nur deshalb in ihrer Wirkweise erforschen konnten, da sie sich, von Hunger und Durst getrieben, über die Pflanzen hermachten und diese verschlangen, ohne sie zu kennen. So sollen sie die Pflanzen erkannt haben, die ihnen guttaten oder Übelkeit verursachten.

Fest steht, dass nachweisbar sehr alte Texte der Hindus besagen, dass das Wissen von den Rishis, den Weisen der Urzeit, übernommen und, wie in anderen alten Kulturen, weitererzählt und schließlich aufgeschrieben wurde. Als Rishis werden Seher oder mythische Weise bezeichnet, die die heiligen hinduistischen Texte (Veda) interpretieren können und vor allem als Priester, Heilige, Propheten und Asketen verehrt werden. In anderen Teilen Asiens verlassen zudem noch heute buddhistische Mönche ihre Klöster, um durch ihren Teil der Welt zu wandern. Sie kommen in Dörfer, wo Alt und Jung sich versammeln, um weise Sprüche, Märchen und Erzählungen zu hören. Die wandernden Mönche sind es, die mit ihrem Wissen die Lehren von gesunder Diät, heilsamem Lebenswandel und heilenden Kräutern weitergeben.

Interessant scheint mir, an dieser Stelle zu erwähnen, dass die wahren Pflanzenkenner die Anwendung heilender Kräuter nicht aus den Büchern kannten. Mit ihrer Intuition soll es ihnen möglich gewesen sein, "in die Pflanze hineinzuschauen", um dann zu wissen, was für Heilkräfte sie hat. Und genau hier war ich wieder bei meiner anfänglichen Frage, über die ich mir den Kopf zerbrach: Wie haben sie das bloß gemacht? Es ist davon auszugehen, dass ihre ausgeprägte Intuition sie einerseits dazu befähigte, die Wirkung einer Pflanze einzuschätzen. Dieses Vermögen haben Kinder ebenfalls, so weit sie in einer noch relativ natürlichen Umgebung groß werden. Heute noch. Eine andere Theorie ist, dass unsere Vorfahren die Tiere genau beobachteten - schon allein deshalb, weil sie deren Fleisch gern auf ihrem Speisezettel haben wollten. Dabei müssen die Menschen auch entdeckt haben, dass die Tiere bestimmte Pflanzen kauten, und mit dem Brei "verarzteten" sie unter anderem ihre Wunden. Das tun Tiere immer noch. Sicherlich glauben viele Menschen, dass das Aberglaube sei. Aber Wölfe fressen Brennnesseln bei Darmstörungen, und Seehunde "pflegen" ihre Verletzungen mit Algen, die eine antibiotische und blutstillende Wirkung haben. Eine weitere Methode, hinter die Geheimnisse von Pflanzen zu kommen, war, sie ins Verhältnis mit der sie umgebenden Natur zu setzen. Wie auch immer, die Antwort bleibt in diesen Theorien stecken.

Erst viel später erhielten viele Pflanzen eine sogenannte Planetensignatur, die teils noch heute in alten Schriften beschrieben wird. Aber was verbirgt sich hinter einer "Planetensignatur"? Nun, nichts anderes als die Entsprechungen der einzelnen Planetencharaktere auf der Erde. Wir sollten bedenken, dass den damaligen Astrologen und Naturforschern wenig Mittel zur Verfügung standen. Sie beobachteten genau und verbanden das Beobachtete mit dem schon Vorhandenen. Saturn galt als kalt und trocken, Mars war rot und damit heiß und Jupiter, der Planet dazwischen, galt als harmonisierend und als "Schlichter" zwischen den beiden gegensätzlichen Himmelskörpern. Die Menschen damals waren davon überzeugt, dass sich der Makrokosmos des Universums im Mikrokosmos der Pflanzen widerspiegelt - und damit komme ich zum nächsten Kapitel, das uns in die Welt der Pflanzen und Planeten entführt.

Pflanzen und Planeten

»Also haben nun auch die alten Philosophen die sieben Metalle mit den sieben Planeten verglichen und diese in Figuren, Bildern und Schriften (...) gesetzt (...) und das haben sie der Magie nach recht getroffen, deshalb wird es noch auf diesen Tag so gehalten.» [4]

Paracelsus

Pflanzen und Steine haben ein sogenanntes kosmisches Wirkprinzip, dessen Geheimnis es zu entschlüsseln gilt. Die Signaturen der Planeten sind solche Geheimzeichen - aber wie erkennt man beispielsweise eine Saturnpflanze? Den Pflanzenteilen wurden die verschiedenen Planeten zugeordnet, und obwohl sich dadurch Mischformen ergaben, herrscht ein Planet bei jeder Pflanze vor. Im Mittelalter und sogar bis zu Beginn der Neuzeit sind diese Signaturen ein wesentlicher Bestandteil der ärztlichen Heilkunst geblieben. Aus diesem

Wissen erfolgten die Zubereitung und die Verabreichung eines Heilmittels, das Suchen von Pflanzen, spezielle Diäten, Aderlass und chirurgische Eingriffe. In Indien, China, Tibet und Nordamerika wird dieses Heilwissen weiterhin überliefert, und auch in unseren Breitengraden erleben wir seit einiger Zeit eine Renaissance und ein gestiegenes Interesse für die Planetenkräfte, vor allem für die Kraft des Mondes.

Schon als Kind wurde uns in der Schule gelehrt, dass die Gravitationskraft des Mondes die Gezeiten steuert: Auf der dem Mond zugewandten Seite wird das Wasser zum Mond hingezogen (Gravitation) und bildet einen Flutberg. Auf der dem Mond abgewandten Seite wird das Wasser aufgrund der Zentrifugalkraft von der Erde "weggeschleudert" und bildet ebenfalls einen Flutberg. Der Bereich dazwischen ist dann wasserleer und wird als Ebbe bezeichnet. Und schließlich ist der Mond als Stabilisator nicht zu unterschätzen: Würde die Gravitationskraft des Mondes sich auch nur geringfügig ändern, hätte das verheerende Folgen für uns. Bestehende Ökosysteme auf unserer Erde würden zusammenbrechen, und so wie das Licht des Mondes Einfluss auf die Jagd- und Paarungszyklen bestimmter Tiere hat, hat sein Licht auch einen Einfluss auf die Pflanzen. Obwohl ... ob die einzelnen Mondzyklen sich auf Aussaat, Wachstum und Ernte von Paprika, Liebstöckel, Blattsalaten und Co. auswirken, da gehen die Meinungen auseinander. Auch die Wirkung des Mondes auf den Biorhythmus des Menschen bestreitet die moderne Wissenschaft, aber der Mensch versucht seit jeher Erklärungen für solche Phänomene zu finden - wozu auch die Wirkung von Heilkräutern zählt.

Bereits alte babylonische Schriften liefern eindrucksvolle Kenntnisse über Heilpflanzen, die als "Hände der Götter" betrachtet wurden.

Die Babylonier waren nicht die ersten Menschen, die versuchten, ein System für die Einheit von Kosmos und Mensch zu finden. Seit 5000 Jahren suchen wir nach einer Ordnung, die letztendlich den Mikrokosmos (Mensch) mit dem Makrokosmos (All/Kosmos) verbindet. Manchmal wird dabei übersehen, dass traditionelle Heilweisen - egal ob es sich dabei um indisches Ayurveda, die chinesische oder die tibetische Medizin oder die traditionelle Kunst des Heilens der Ureinwohner Nordamerikas handelt - auf manche aktuelle wissenschaftliche Frage schon damals eine Antwort kannten. Übrigens lohnt es sich, an dieser Stelle zu erwähnen, dass sich die verschiedenen traditionellen Heilweisen in vielen Teilen stark ähneln - spannend, wenn ich bedenke, dass keine Kommunikation zwischen den verschiedenen Kulturkreisen bestand. Dann frage ich mich, ob es nicht sinnvoll wäre, deren scharfsinnigen Beobachtungen Respekt zu zollen, um sie dann in unser heutiges physikalisch-mathematisches Verständnis der Welt zu übertragen: Könnte das Modell der Yin-Yang-Symbolik nicht ebenso das Pedant zu Materie und Antimaterie sein? Einige Überlegungen wären es wert, gedacht zu werden, denn das Gleichgewicht von Materie und Antimaterie oder Yin und Yang ist die Voraussetzung für die Stabilität unseres Universums - genauso wie für das Leben auf der Erde. Ein anderer Vergleich hierzu wäre folgendes Beispiel: Das Qi (China), Ki (Japan) oder Gi (Korea), in Indien dem Prana vergleichbar, bedeutet nicht nur Lebensatem, sondern Qi kann genauso mit Fluidum oder Äther übersetzt werden.

Ich will an dieser Stelle nicht weiter darauf eingehen, aber ich möchte jeden auffordern, den bequemen Sessel seiner bisherigen Denkweisen zu verlassen, um Brücken zu denken und zu bauen, genauso wie Max Planck, Albert Einstein oder Wolfgang Pauli, um nur einige zu nennen. Sie alle kannten, wie sie es nannten, auch die "Nachtseite der Wissenschaft", in der es um nichts anderes geht, als darum, das Denken über die Einheit der Natur zurückzugewinnen. Es ist ein Bruch in unserer Denkweise, in der die einen streng esoterisch denken, die anderen hingegen streng quantenphysikalisch; und mittendrin sind die sogenannten Grenzwissenschaften angesiedelt, die wohl besser "Konnektivitätswissenschaften" - also verbindende Wissenschaften - heißen sollten.

Doch zurück zu unseren Planeten. Wir wissen, dass die Planeten Merkur, Venus, Mars, Jupiter und Saturn ab dem 17. Jahrhundert nach und nach mit einfachen Fernrohren entdeckt wurden. Die Sonne (heute wissen wir, dass sie ein Stern ist) wurde als Planet dazugerechnet, genauso wie der Mond. Alle zusammen ergaben zunächst die Zahl Sieben, die schon seit der Antike (Siebensachen, Siebenschläfer, sieben Meere, ...) als eine magische Zahl galt. Zu den Planeten kamen später Uranus (18. Jahrhundert), Neptun (19. Jahrhundert) und Pluto (20. Jahrhundert) hinzu. Sie werden im Folgenden den zwölf Tierkreiszeichen zugeordnet, wobei manche Planeten zwei Sternzeichen zugedacht werden.

Da alles miteinander zusammenhängt, miteinander verknüpft und voneinander abhängig ist, fand man die den Sternzeichen entsprechenden Körperregionen. Das heißt, den Schwachstellen oder den starken Körperregionen wurden bestimmte Sternzeichen und die sie beherrschenden Planeten zugeordnet, den Planeten wiederum die Pflanzen. Manche Pflanzen sind allerdings nicht allein einem Planeten zuzuordnen, so

Sternzeichen	Körperregion	Planeten-zuordnung
Widder	Kopfregion	Mars
Stier	Hals, Nacken	Venus
Zwilling	Arme, Schultern, Gehirn, Genick	Merkur
Krebs	Lunge, Magen	Mond
Löwe	Herz, Lunge, Brust	Sonne
Jungfrau	Darm, Gehirn (Gedächtnis und Geschicklichkeit)	Merkur
Waage	Nerven, Unterleib	Venus
Skorpion	Geschlechts- und Ausscheidungsorgane	Mars
Schütze	Lenden, Hüften, Oberschenkel	Jupiter
Steinbock	Knie	Saturn
Wassermann	Unterschenkel/Waden	Jupiter
Fische	Füße	Jupiter

ist eine Sonnenpflanze, wie der Alant, nicht nur das. Seine borstigen, behaarten Blätter entsprechen daneben der Signatur von Mars, seine im Vergleich zum Rest der Pflanze übergroßen Blätter weisen auf Merkur hin, und deshalb wird der Alant auch oft diesem Planeten zugeschrieben. Aber wenn sich die Geister streiten, entscheidet schließlich die Wirkung der Pflanze: Da beim Alant meist die Wurzel verwendet wird, die von Avicenna als warm bis hitzig beschrieben wird, tendiere ich beim Alant fast dazu, ihn als Sonnenpflanze zu bezeichnen. Andere Pflanzen sind da eindeutiger - aber dennoch: Wenn in manchen Fällen Unsicherheiten bestehen, sollte man gewissenhaft nachdenken.

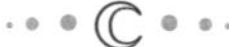

Beginnen wir mit dem **Mond**. Dass der Mond das irdische Leben beeinflusst, glauben die Menschen seit mehreren tausend Jahren. In der antiken Mythologie wird der Mond durch die Fruchtbarkeitsgöttin Artemis verkörpert, die die Ahnherrin des Lebens ist. Deshalb sollen Mondpflanzen, wie etwa der Frauenmantel oder die Silberkerze, die Fruchtbarkeit steigern, wobei man hier den größten Erfolg in Kombination mit Venus- und Sonnenpflanzen erzielt. Häufig haben sie zartweiße Blüten, die meist schnell verblühen, oder silbrige Blätter. Alte Kräuterbücher beschreiben manchmal die schleimig-saftige Konsistenz von Mondpflanzen, wie bei der Vogelmiere und der Taubnessel. Typische Mondpflanzen sind daneben beispielsweise Kopfsalat, Kürbis, Melone, Alraune, Mohn, Knoblauch, Weide, Bibernelle, Klebkraut, Porree, Zwiebel, Mädesüß, Kohl, Spinat, die Birke und die Linde. Ihre Heilkraft verkörpert die Eigenschaften des Mondes, was bedeutet, dass sie eine kühlende und beruhigende Wirkung haben. Die Römer sollen beispielsweise Kopfsalat gegessen haben, um besser schlafen zu können, und im Mittelalter stellte man aus wildem Kopfsalat Betäubungsmittel her.

· • • ☿ • • ·

Der Spitzwegerich ist nicht nur eine alte Lungenheilpflanze, er hilft auch bei müden, wunden Füßen. Diese Pflanze trägt die Heilkraft des Planeten **Merkur** (Sternzeichen: Zwilling, Jungfrau). Aus der griechischen Mythologie ist uns der Götterbote Merkur dafür bekannt, dass er des Öfteren Spitzwegerich in seine Schuhe legte, um seine Blasen und Entzündungen an den Füßen zu lindern. Der Planet Merkur steht für schnelles Wachstum sowie für Veränderung, und mit seinen schnellen Bewegungen am Himmel macht er seinem Namen alle Ehre. Wie der schlanke Götterbote sind Merkurpflanzen meist von aufrechter und graziler Gestalt mit schmalen und lanzettförmigen Blättern. Die Blüten zeigen ein weites Spektrum an Blautönen. Pflanzen mit merkurialen Kräften wirken auf den Kopf und die Sinnesorgane und vor allem auf das Nervensystem. Merkur dringt unterhalb des Nabels in den Körper des Menschen ein, um dann in der Lunge langsam zu enden. So gehören auch die Krankheiten der Lunge zu denen, die sich mit Merkurpflanzen heilen lassen. Neben Spitzwegerich sind das: Erdrauch (Fumaria officinalis), Bibernelle (Pimpinella saxifraga), Petersilie, Pfeffer, Ingwer, Kamille, Bohne, Klee, Wacholder, Holunder.

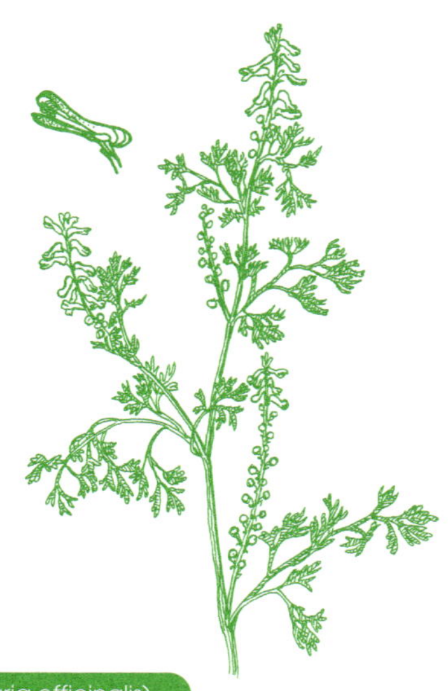

Erdrauch (Fumaria officinalis)

...•♀•...

Venus/Aphrodite (Sternzeichen: Stier, Waage) ist uns bekannt als die Göttin der Liebe und der Schönheit. Die Venus erscheint uns als heller Morgen- oder Abendstern, der sich nie weit von der Sonne entfernt. Der Planet bekam wahrscheinlich deshalb seinen Namen, weil er in der Antike - neben Sonne und Mond - als einer der hellsten erschien. Der Geist der Venus offenbart sich in allen lieblichen Dingen, in der Farbe Grün sowie in Lust und Leidenschaft. Ihre Entsprechung finden die venusischen Kräfte in den Nieren und den Urogenitalorganen. Die Niere ist in der chinesischen Medizin der Sitz der Lebenskraft und vor allem der Angst, aber auch

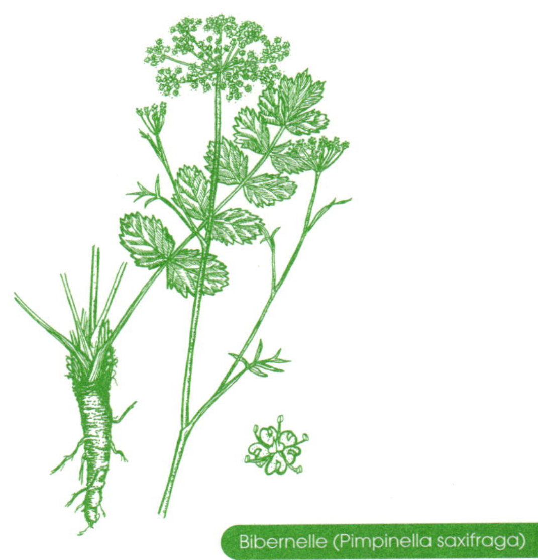

Bibernelle (Pimpinella saxifraga)

“Sex, Drugs and Rock ‘n’ Roll”, also die langzeitige völlige Verausgabung, führt zu ihrer Schwächung. Venuspflanzen, wie das Eisenkraut, die Gundelrebe, der Holunder, der Storchschnabel, die Schafgarbe (Achillea millefolium), die Sanikel (Sanicula europaea) und die Birke, befinden sich daher nicht nur in Liebestränken, sondern genauso in Nierenrezepturen und zusammen mit Sonnenpflanzen in den sogenannten Lebenselixieren.

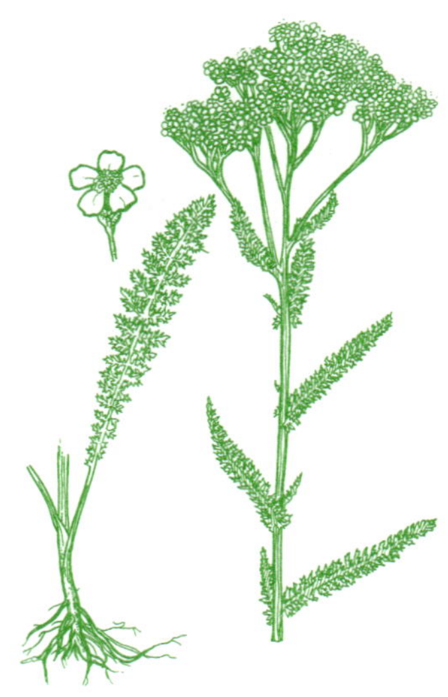

Schafgarbe (Achillea millefolium)

Die wohltuende Kraft der **Sonne** (Sternzeichen: Löwe) - und damit ihre Macht über uns - ist den Menschen schon seit Tausenden von Jahren bewusst. Keine Sonne bedeutet kein Licht, keine Wärme, kein Leben. Unsere Vorfahren praktizierten viele Rituale zur Verehrung der mächtigen Sonne. Natürlich kann sich solch eine mächtige Energie nur in der Manneskraft, in seinem Mut, seiner Ehrlichkeit und in majestätischen Tieren wie Adler und Löwe widerspiegeln. Das Chakra, das sich in der Mitte des Körpers befindet und aus dem die vitalen Kräfte strömen, nennt sich nicht umsonst Solarplexus: Die Wärme der Sonne belebt den Menschen. Blut,

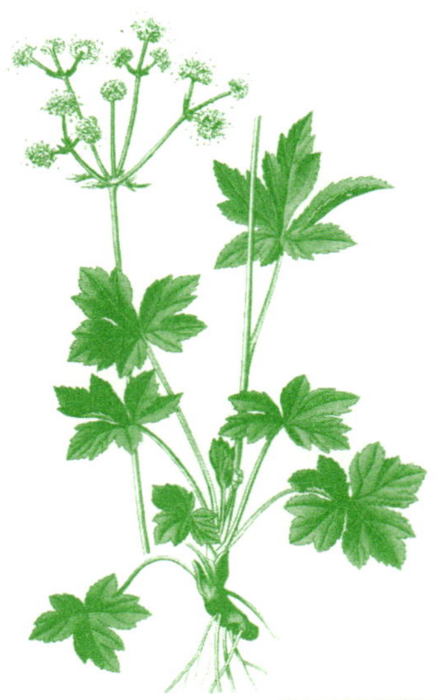

Sanikel (Sanicula europaea)

Herz- und Kreislaufsystem werden ihr zugeordnet, Herz und Augen gelten als "Sonnenorgane". Dementsprechend sind die Krankheiten, bei denen Sonnenpflanzen gebraucht werden, Herz-, Kreislauf- und Sehstörungen.

Sonnenpflanzen sind Heilpflanzen, die die Lebenskraft in uns wecken. Einige dieser Pflanzen, die die ganze Kraft der Sommersonne in sich speichern, werden in der Küche beim Kochen verwendet, zum Beispiel Anis, Rosmarin, Ingwer, Safran, Koriander, Muskatnuss und Liebstöckel (Levisticum officinale), um nur einige zu nennen. Die Farben der reinen Sonnenpflanzen sind häufig Gelb bis Orange, wie bei der Ringelblume, dem gelben Enzian, dem Löwenzahn oder dem

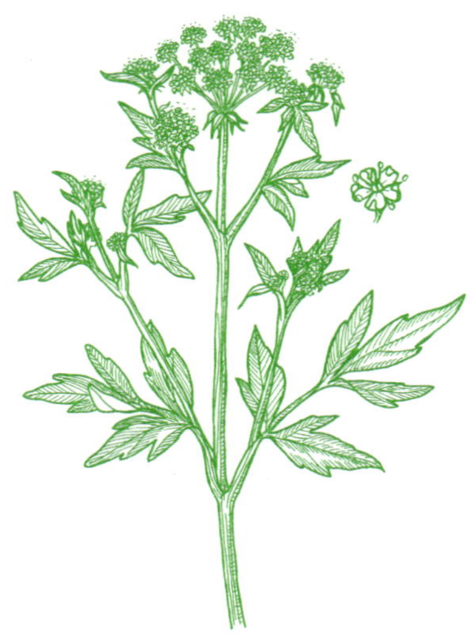

Liebstöckel (Levisticum officinale)

Johanniskraut. Mit ihrer sonnenhaften Natur durchlichten sie auch den frierenden Körper oder die verdunkelte Seele. Zusammen mit Venuspflanzen steigern sie das Selbstwertgefühl und bekämpfen Angstzustände.

Der heiße, feurige **Mars** (Sternzeichen: Widder, Skorpion), der Kriegsgott, symbolisiert Willensstärke und Leidenschaft, aber auch Aggression und Rücksichtslosigkeit. Er verkörpert sich in allem Roten, in der Angriffslust der wilden Tiere, in feurigen Pferden sowie in den Pflanzen mit Dornen, Stacheln und Brennhaaren. Schon Paracelsus sprach dem Eisen Mars-Kräfte zu, denn es ist das Eisen, das, in den Öfen des göttlichen Schmiedes Vulcanos aufbereitet, die Grundlage für das Blut und die Muskeln bildet. Mars gehört mehr zur männlichen Seite des Menschen, und diejenigen mit hohem Eisengehalt sind meist auch die Anführer, die Ritter, die Götter des Krieges. Mars tritt durch den Kehlkopf in den menschlichen Körper ein und rast dann gemeinsam mit dem roten Blut durch die Blutbahnen, um letztlich in der Galle zu enden. Diese brodelt und sucht sich ein Ventil - bis sie überkocht und Mars seine feurigen, zerstörerischen Kräfte freisetzt.

Mars ist für die Stimmbänder, den Kehlkopf und den Ausdruck der Stimme verantwortlich, und die Krankheiten, die ihm zugeordnet werden, sind stechende Schmerzen, Fieber, Entzündungen und Gallenstörungen. Dem Mars entsprechende Heilpflanzen können rote bis rot-schwarze Blüten und Früchte (Brombeere, Kermesbeere, Kaffeebohne) und/oder brennend und scharf im Geschmack sein. Die Abwehrfähigkeit des Mars zeigt sich vielfältig in Stacheln (Brennnessel, Distel) oder aber auch in Giftstoffen (Eisenhut, Seidelbast, Giftsumach). Aber nicht alle Marspflanzen sind giftig, sondern oft schützen sie vor Toxinen, entgiften den Körper bei Gicht, Rheuma, Allergien und Hauterkrankungen und regen die Gallentätigkeit an - am besten in Kombination mit Pflanzen der Venus, der Sonne oder des Merkurs.

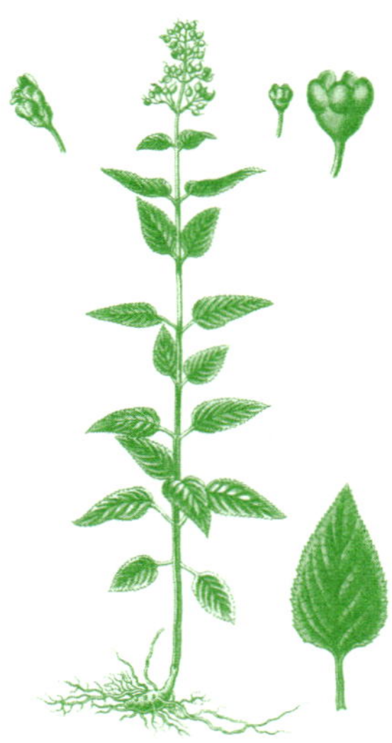

Knotige Braunwurz (Scrophularia nodosa)

• • • ♃ • • •

Jupiter (Sternzeichen: Schütze) ist der große Gönner in der Astrologie und fand in der Vergangenheit seine Verehrung als Gott der Ernte. Er ist nach der Sonne, dem Mond und der Venus der hellste Stern an unserem Himmel, der auf stetiger Wanderschaft ist. Wer unter seinem Einfluss geboren ist, zeichnet sich nicht nur durch große Jovialität und Weisheit aus, er wird meist auch regelrecht von Glück und Wohlstand verfolgt. Jupiterpflanzen sind also von positiver, wohlwollender Heilkraft, und zu ihnen zählen die Bäume mit den essbaren Früchten (Eiche, Kastanie) genauso wie das reife Korn. Aber auch Pflanzen mit festen, harten, zähen und fast holzigen Stängeln, etwa einige Arten des Enzians, Heidekraut oder Knotige Braunwurz (Scrophularia nodosa), gehören dazu. Ihre Farben sind häufig Gelb bis Gelbrot, und der Geschmack ist bitter-würzig. Die Kräfte des Jupiters ummanteln den (dem Saturn zugeordneten) Knochen mit Muskelgewebe. Sie treten durch das Dritte Auge in den Körper ein und enden in der Leber - und jetzt darf man ein bisschen verwundert sein, da die Pflanzen des Jupiters wirklich zur Behandlung von Leberleiden (Gicht, Gelbsucht, Alkoholismus) sowie zur Therapie seelischer Störungen wie Melancholie oder bei Cholerikern eingesetzt werden.

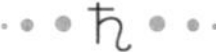

Wir lassen den Jupiter weiter seine Umlaufbahnen ziehen und schauen uns den nächsten Planeten an: Es ist der **Saturn**, der Hüter der Zeit und der Gott der Landwirtschaft. Sein Charakter ist durch Gegensätze geprägt: Er ist der Herr der Einschränkungen und Prüfungen, aber er bringt uns auch die Fähigkeit der Erkenntnis, mit deren Hilfe wir unsere materiellen Grenzen überwinden können. Die Kräfte des Saturns können uns in die kosmische, bewusstseinserweiternde Welt (sprich die Änderung des Bewusstseinszustandes) katapultieren, deshalb zählen vor allem psychoaktive Pflanzen zu denen mit der Signatur des Saturns. Das Organ des Saturns ist die Milz, ferner werden ihm die Knochen zugeordnet und alle chronischen Krankheiten sowie alle mineralisierenden oder verhärtenden Krankheiten wie multiple Sklerose und Nierensteine. Daneben

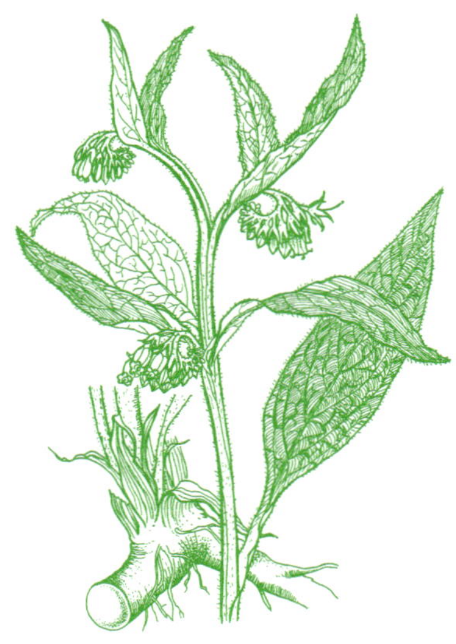

Beinwell (Symphytum officinale)

finden wir das Mineralische in einigen saturnischen Heilpflanzen wieder: Es sind Pflanzen mit hohem Kieselsäuregehalt wie Beinwell (Symphytum officinale), Schachtelhalm (Equisetum arvense), Bambus und Hafer. Sie werden bei Knochen- und Wirbelsäulenleiden eingesetzt, ebenso bei Depressionen und Erschöpfung – dann in Kombination mit solaren Heilpflanzen. Dem Saturn entsprechen das Alter und der Tod, aber auch das Dauerhafte. So gehören zu seinen Pflanzen alle erdgeschichtlich langlebigen Gewächse, die extreme Klimata überdauern können. Die Blüten sind oft von düsterer Farbe wie Dunkelviolett oder von einem schmutzigen Braun (Isländisch Moos, Mutterkorn, Tanne). Oft sind es Pflanzen mit knochiger, gekrümmter

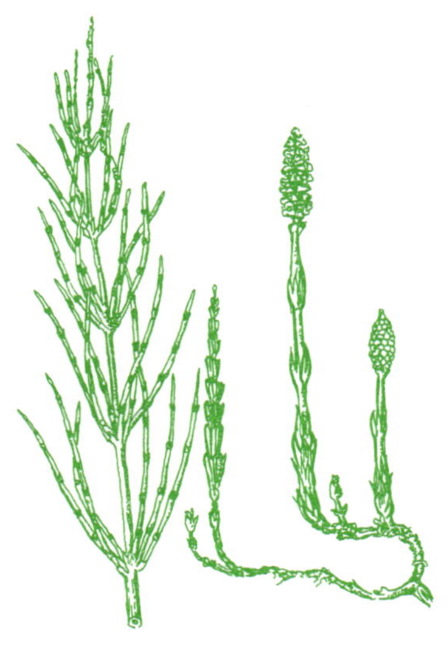

Schachtelhalm (Equisetum arvense)

Gestalt, die sich gegen den natürlichen Rhythmus der Jahreszeiten wehren und immergrün sind. Als Heilmittel dienen sie infolgedessen zur Behandlung von Altersleiden sowie bei chronischen Erkrankungen.

Bis heute wird der Einfluss der Sterne und Planeten in unserem Kulturkreis heftig diskutiert. Fest steht, dass damals mit recht primitiven Mitteln versucht wurde, die Zusammenhänge zwischen Himmel und Erde zu erkennen. Die Menschen haben vor vielen tausend Jahren allein durch Beobachtung den Pflanzen bestimmte Planeten zugeordnet - doch für uns scheint das alles weit hergeholt zu sein. Aber man sollte natürlich beachten, dass es nur ein Versuch war, die Systeme "Mensch" und "Pflanze" in ein viel größeres System einzuordnen. Sie werden unter den Begriff Systemgesetze zusammengefasst und wurden erstmals von dem Biologen Ludwig von Bertalanffy geprägt. Dieser war der Meinung, dass zu den uns bekannten Naturgesetzen sogenannte Systemgesetze hinzukommen: "[...] Es gibt gewisse allgemeine Prinzipien, die für Systeme aller Art gelten, das heißt, die aus der Wechselwirkung von Elementen auftreten müssen, so verschieden die zu einem 'System' zusammengefügten 'Elemente' im Einzelfall auch sein mögen."[5]

Diese Gesetze sind keineswegs von der Wissenschaft anerkannte Naturgesetze, man kann sie auch nicht auf die gleiche Art formulieren. Aber was an dieser Stelle wichtig ist, ist, dass die Beschreibung grundlegender Eigenschaften dieser sich selbst organisierenden Systeme auf die Beschreibung und Wirkung von Pflanzen übertragen wurde. Letztendlich geht es um das Naturgesetz, das besagt, dass sich in der Beziehung zwischen den kleinen Dingen die Beziehung großer Dinge widerspiegelt. Ein Organ des Körpers, zum Beispiel der Darm, ist einerseits eine Einheit, aber bezogen auf den Körper ein Teil davon. Die Darmzotte ist ihrerseits ein Teil des Darms und wiederum ein Teil des Organs und ein Teil des Körpers. Der Körper ist ein Teil des Ökosystems Erde und die Erde ein Teil des Sonnensystems. Die Sonne nun ist nicht nur ein heißer Feuerball, sondern ein Gebilde, das in seiner Komplexität der Komplexität eines sich selbst organisierenden Systems entspricht. Und die

Sonne reagiert auf die Stellung der Planeten mit einer Veränderung ihrer in den Raum abgegebenen Energie- und Partikelstrahlung, die wiederum auf den Planeten, insbesondere auf der Erde, komplizierte meteorologische Prozesse auslöst.

Signaturenlehre nun bedeutet, durch die Form, die Farbe, den Standort, den Geschmack einer Pflanze, also aufgrund ihrer sehr eigenen Signatur, auf die Körperteile zu schließen, die mit der Pflanze behandelt werden können. Schon von Paracelsus ist zum Beispiel dieser Satz erhalten: "Die Natur zeichnet jegliches Gewächs, das von ihr ausgeht, zu dem, dazu es gut ist. Also haben auch die Formen alle ihre Arznei, so in ihnen ist, hat sie die Form der Füße, so ist sie für die Füße, hat sie die Form der Hände, so ist sie für die Hände [...]." Demzufolge stimmt beispielsweise die Form der Bohne mit der Form der Niere überein und kuriert damit Nierenleiden. Spätestens jetzt möchten mir wahrscheinlich die meisten Naturwissenschaftler das Buch oder zumindest das Kapitel um die Ohren schlagen. Es ist die analoge Denkweise, die völlig konträr zu unserer heutigen analytischen und deduktiven steht. Aber es hieße im Grunde nichts anderes, als dass die grünen Bohnensamen den menschlichen Nieren guttun. *Schmarrn*, würde der Bayer jetzt sagen - ist es aber nicht. Ich schaue in den alten Medizinbüchern nach und siehe da: Bohnenkraut und Bohnenschalen stärken die Nieren. Was für ein Zufall. Noch erstaunlicher ist, dass viele der Analogien bestätigt wurden, sie schufen die Grundlage für die Entdeckung moderner Medikamente. Die Weidenrinde mit ihren biegsamen Ästen, die mit ihren Füßen im Wasser steht, ist heute noch eine klassische Heilpflanze bei Rheuma und steifen Gelenken. Erst später wurde ihr Wirkstoff Salicylaldehyd zu Salicylsäure oxidiert. Dem Chemiker Felix Hoffmann gelang 1897 die Synthese dieses Stoffes, den es noch heute als Aspirin in den Apotheken zu kaufen gibt.

Ein anderer interessanter Denkansatz ist die Behauptung, dass Mutter Natur für uns genau das wachsen lässt, was wir brauchen: Eine bestimmte Stelle der Erdkruste enthält bestimmte Stoffe (Atome) in bestimmten Verhältnissen. Daraus resultiert eine Schwingung (der Atome), die durch eine entsprechende Schwingung (von Atomen) aus dem Kosmos beantwortet wird. Die dazwischen liegende Atmosphäre bekommt die gleiche Schwingung, ebenso das Grundwasser, die Pflanzen, die Tiere und der Mensch. Es dürfte also nicht zufällig sein, welche Wildkräuter an welcher Stelle keimen und wachsen. Tausende von Samen trägt der Wind mit sich, aber nur diejenigen fallen zu Boden und beginnen zu keimen, die durch ihre Eigenschwingung von dieser Stelle angezogen werden.

All diese Denkansätze bilden - in ihrer Komplexität gesehen - den Grundstein unserer Traditionellen Europäischen Medizin.

Von Wurzelschnitten und Weltanschauungen

»Unter allen stauden ist kaum eyn gewächs über die Salbey, denn es dienet dem arztet, koch, keller, armen und reichen.«

Hieronymus Bock, aus: New Kreuterbuch, 1539

Warum gibt es Heilpflanzen? Eine Antwort lieferte schon der vorangegangene Abschnitt: Pflanzen und Tiere sind lange vor dem Menschen eine Symbiose eingegangen, um überleben zu können. Irgendwann kam der Mensch dazu, und auch er ging mit den Pflanzen eine Symbiose ein, indem er bestimmte Pflanzen kultivierte oder sie eben für seine Gesundheit nutzte.

In der Vergangenheit war die Kräutermedizin meist eng verbunden mit der Zauberei und dem Ritus. Bei uns in Mitteleuropa wurden heilkundige Frauen "weise Frauen" genannt, und sie genossen bei den Germanen und Kelten ein hohes

Ansehen bis hin zum Beginn des Mittelalters. Selbst in dieser dunklen Zeit, in der die Kirche versuchte, heidnische Rituale auszulöschen, wurden diese Frauen innerhalb von Dorfgemeinschaften weiterhin lange geachtet. Sie übernahmen vielfach die Rolle der Hebamme, und vielleicht war das der Grund, weshalb sie im späten Mittelalter zur Zielscheibe einflussreicher kirchlicher Männer wurden. Um die Macht dieser Frauen zu brechen, machte man sie für Krankheiten, Unwetter, Impotenz und Unfruchtbarkeit bei Mensch und Tier verantwortlich. Damit begann für diese Frauen eine Zeit der Demütigung und Verfolgung, die nicht selten auf dem Scheiterhaufen endete. Dennoch konnten einige mutige "Hexen" ihr geheimes Wissen an ihre Töchter weitergeben. Und selbst Paracelsus soll sich seinerzeit dazu bekannt haben, dass er sein Wissen über die Pflanzen und ihre Heilwirkung den weisen Frauen verdankte.

Das Wissen um die Wirkung von Kräutern wurde durch die Jahrtausende von Generation zu Generation weitergegeben. Noch heute uns bekannte "Medizinleute" waren unter anderem Dioskurides, Avicenna, Paracelsus oder Culpeper, um nur einige zu nennen. Der griechische Arzt Dioskurides schuf mit seiner *De Materia Medica* (1. Jhd. n. Chr.) ein Standardwerk, das 1500 Jahre seine Gültigkeit besaß. Um 1000 n. Chr. erscheint der *Canon Medicinae* des großen islamischen Mediziners Avicenna, und um 1570 kommen das Kräuterbuch des Schweizer Arztes und Alchemisten Paracelsus sowie 1652 eines der meistverkauften Kräuterbücher aller Zeiten, das des englischen Arztes Nicholas Culpeper, auf den Markt. Auf keinen Fall sollte man das Kräuterbuch des Jacobus

Theodorus Tabernaemontanus vergessen: Wahrscheinlich erschien die erste Ausgabe um das Jahr 1640, gewiss aber ist, dass seine vielen Nachdrucke bis in unsere Zeit reichen. Berühmtheit in der Reihe der deutschsprachigen Botaniker erlangten in der 1. Hälfte des 16. Jahrhunderts der Berner Stadtarzt Otto Brunfels, der protestantische Pfarrer und Botaniker Hieronymus Bock und der als Professor der Medizin tätige Leonhard Fuchs. Was vor allem die Bücher des Letztgenannten auszeichnet, sind die reichlichen und kunstvollen Darstellungen der Heilpflanzen. Es fällt besonders auf, dass alle Pflanzen mit den Wurzeln dargestellt werden - damit wird vor allem den großen Heilpflanzenforschern der Antike Rechnung getragen, die bei Krankheiten größtenteils Wurzelpräparate verschrieben. Deshalb nannte man heilkundige Frauen und Männer Wurzelschneider oder Wurzelgräber, und in so manchen Namen ist der "Wurz" auch noch heute enthalten (Pestwurz, Nieswurz, Nelkenwurz). Nicht zu vergessen ist die Arbeit vieler Botaniker/-innen, Mönche, Nonnen und anderer Heilkundiger, ohne deren Tätigkeit fast sämtliches Wissen über den Volksglauben früherer Zeiten in Vergessenheit geraten wäre.

Die Wurzeln standen also lange Zeit im Mittelpunkt der Betrachtung einer Heilpflanze. Später kamen die Reste der Pflanze, also Blätter und Blüten, dazu. Man versuchte, die Pflanzen durch die Farbe, die Form, den Geruch und den Geschmack, aber auch durch ihren Standort und ihre Wechselwirkung mit der Umwelt einzuordnen. Sicherlich kamen dabei die tollsten Sachen heraus, die es dennoch wert sind, betrachtet zu werden. Der Nutzen daraus reicht vom Erkennen einer Heilpflanze durch die alleinige Betrachtung bis zu der Erkenntnis, dass alles Leben immer Teil eines Ganzen ist.

Nun, auf die Frage, wie die Heilpflanzen zu uns Menschen kamen, haben wir eine Antwort bekommen, die uns schmunzeln ließ. Die kurze Reise in die Vergangenheit nahm uns mit in die Welt der Hexen, Heilkundigen, Apotheker und Botaniker des Mittelalters. Jetzt schlagen wir einen großen geschichtlichen Bogen und nähern uns dem 18./19. Jahrhundert. Denn um das Wesen der Pflanzen zu verstehen, kommt man nicht umhin, die Ideen zweier bekannter Persönlichkeiten zu betrachten: diejenigen von Johann Wolfgang von Goethe und diejenigen von Rudolf Steiner.

Goethes »Urpflanze« und Rudolf Steiners darwinistische Revolution

»Alle Gestalten sind ähnlich,
und keine gleichet der anderen.
Und so deutet das Chor auf ein geheimes
Gesetz; auf ein heiliges Rätsel.
O könnt ich dir, liebliche Freundin,
überliefern sogleich glücklich
das lösende Wort!«

Johann Wolfgang von Goethe[6]

Goethe schrieb dieses Gedicht 1798 für Christiane Vulpius, ihr zugedacht in der Elegie *Metamorphose der Pflanzen*. Er unternahm damit den Versuch, seine begonnenen Studien der Vergleichungslehre, die jedoch nicht zustande kamen, in eine poetische Form zu geleiten. In der *Metamorphose der Pflanzen*, die 1790 veröffentlicht wurde, ging es um den Nachweis, dass Teile verschiedener Pflanzen in ihrem Aufbau gleich sind. Damit legte Goethe den Gedankengrundstein der heutigen vergleichenden Morphologie, indem er die Formenvielfalt der Pflanzen erforschte und dabei versuchte, ein Grundmuster, eine Gemeinsamkeit aller Pflanzen zu erkennen, um damit eine, wie er es ausdrückte, Urpflanze zu finden: "Die vielen Pflanzen stehen hier froh und frisch unter freiem Himmel, und indem sie ihre Bestimmung vollkommen erfüllen, werden sie uns deutlicher. Im Angesicht so vielerlei neuen und erneuten Gebildes, fiel mir die Grille wieder ein: ob ich nicht unter dieser Schar die Urpflanze entdecken könnte? Eine solche muss es denn doch geben! Woran würde ich sonst erkennen, dass dieses oder jenes Gebilde eine Pflanze sei, wenn sie nicht alle nach einem Muster gebildet wären."[7]

So erschien es ihm bald wichtig, die betrachteten Objekte nicht isoliert zu sehen, sondern in einem großen Gesamtzusammenhang, was den Platz für den Menschen im Gesamtwerk der Natur mit einschloss. Er war der erste - heute würde man sagen - Biologe, der die Morphologie beschrieb, indem er die Pflanze in drei Teile - Wurzel, Sprossachse und Blatt - einteilte und untersuchte. Diese Teile würden sich dann, so Goethes Beobachtungen, durch besondere Lebens- und Umweltbedingungen verändern.

Fast sein ganzes Leben lang beschäftigte sich Goethe neben der Klimatologie, der Optik (Farbenlehre) und der Zoologie mit der Botanik. An sie hatte er sein Herz verloren. Seine Bibliothek war reich an botanischen Schriften, sein Herbarium umfangreich. Er gilt als Entdecker der Metamorphose der Pflanze, wobei den Begriff zuvor zwar der schwedische Botaniker Carl von Linné (1707-1778) prägte, ihm aber einen anderen Sinn gab. Doch als hochgeschätztes Werk begleitete Goethe das Buch Linnés auf seiner Reise durch Italien. Carl von Linné war der erste Naturforscher, der das Pflanzenreich systematisch "aufräumte". Er schuf eine leistungsstarke Nomenklatur und eine Terminologie, die beide bis heute gültig sind. Goethe war diese Ordnung, um es einmal salopp auszudrücken, allerdings etwas zu ordentlich. Seine morphologischen Studien - Goethe prägte den Begriff der Morphologie (*morphe*: griech. Gestalt) zum ersten Mal - hatten das Werden an der Pflanze zum Thema. 1790 erschien sein Werk *Versuch die Metamorphose der Pflanzen zu erklären*. Das Bemerkenswerte an diesen Schriften sollen Goethes entwicklungsphysiologische Erklärungsversuche der Metamorphose sein. Er versuchte, vor allem die realen Dinge, hier sind es die Pflanzen, in ihrer Gegensätzlichkeit beim Entstehen und Werden zu sehen - und nicht in ihrer fertigen Gestalt. Diese Gegensätzlichkeit fand er bei seinen botanischen Studien bestätigt. So sollte zum Beispiel das Blütenblatt sowohl als Metamorphose des Staubblatts als auch das Staubblatt als Metamorphose des Blütenblatts gesehen werden, wie anhand der Seerose zu beobachten wäre. So versuchte Goethe in seinen naturwissenschaftlichen Schriften, eine grundlegend neue Betrachtungsweise zu entwickeln. Er sagte hierzu: "Man hat zwar die Teile [der Pflanze, Anmerk. d. Autorin] in der Hand, fehlt nur das geistige Band." Goethe versuchte, mit seinen Ansichten gegen das rein analytische Denken bei einer Betrachtung der Pflanze anzugehen, und er gilt als Begründer der Morphologie als naturwissenschaftliche Methode, denn er teilte die drei Grundteile einer Pflanze in Wurzel, Sprossachse und Blatt ein, und diese Teile wandeln sich - nach Goethes Beobachtungen - durch besondere Lebens- und Umweltbedingungen.

Rudolf Steiner (1861-1925) geht noch einen Schritt weiter: Nach seiner Theorie ist eine Heilpflanze erst dann eine Heilpflanze, wenn sie unsymmetrisch ist. Was heißt das genau, "unsymmetrisch"? Um diese Frage zu beantworten, müssen wir wieder eine kleine Zeitreise machen. Wir begeben uns ins Universum, und zwar zu dem Zeitpunkt kurz nach seiner Entstehung. Physiker gehen davon aus, dass sich das Universum nach dem Urknall abkühlte und ausdehnte. Und mit jeder Abkühlung und Expansion des Universums wurde der Kosmos zwar unsymmetrischer, bekam jedoch auch mehr Struktur. Sterne und Planeten entstanden, später die Erde mit ihren mikro- und makroskopischen Strukturen. Goethe dachte zu seinen Lebzeiten sicherlich nicht daran, dass es einen Urknall gab, der salopp formuliert, eine Vielfalt auf der Erde auslöste. Dennoch ging er in seinen naturwissenschaftlichen Schriften davon aus, dass es eine Urpflanze geben muss. Rudolf Steiner dachte die Idee weiter: Für ihn ist die Heilpflanze vom Wesen her zu vergleichen mit der Natur des Kosmos: Je unsymmetrischer sie ist, desto reicher wird sie in ihrem Wesen (Heilkraft). Steiner nahm also die Idee einer Urpflanze auf und versuchte in seinen Arbeiten, die Heilpflanzen noch einmal von einer ganz anderen Seite zu betrachten. Hinsichtlich der Frage, was eine Pflanze zur Heilpflanze macht, stellte er die Forderung: "Wir müssen eine Ansicht darüber gewinnen, wie das Wechselverhältnis des Menschen zur außermenschlichen Natur ist, aus der wir unsere Heilmittel nehmen."

Ausgehend von dem Grundgedanken Goethes, der die Ansicht äußerte, das jede Pflanze eine Urpflanze haben müsse, entwickelte Rudolf Steiner die Theorie, dass eine Pflanze dann eine Heilpflanze wird, wenn ein Glied oder ein Teilprozess überbetont wird - und dieser überbetonte Teil ist es, der dann als Heilmittel eingesetzt wird. Aber noch eine weitere Überlegung Steiners fließt dabei mit ein: Er setzt die Pflanze mit dem Menschen in eine Beziehung. Basierend auf seinen Beobachtungen der Dreigliedrigkeit der Pflanze (Blatt, Blüte, Wurzel) und der des Menschen (Nervensystem, rhythmisches System, Stoffwechsel-Gliedmaßen-System) schlussfolgerte er, dass im Menschen eine umgekehrte Pflanze steckt. (Bei dieser Betrachtung ist wichtig, dass man diese **Dreiteilung** als Dreigliederung versteht.) Rudolf Steiner hat in seinen Studien zudem versucht darzustellen, dass alle drei Systeme nicht nebeneinander, sondern ineinander liegen. Sie durchdringen einander und gehen ineinander über.

Pflanze	Mensch
Blütenregion	Kopf/Schulterregion (Sinnes-Nervensystem)
Blattregion	Arme/Bauchmitte/Rücken
Wurzelregion	unterer Bauch/Rücken/Beine (Stoffwechsel-Gliedmaßen-System)

Als ich begann, mich mit den Pflanzenstudien Steiners auseinanderzusetzen, war ich sofort Feuer und Flamme für sein "System" der Heilpflanzenerkennung. Was für ein Kinderspiel! Ein lang gehegter Traum von mir ging in Erfüllung. Endlich musste ich keine Bücher mehr wälzen, sondern "nur" noch mein Auge schulen. Bald aber stellte ich fest, dass Steiners System sich als schwieriger entpuppte als gedacht. Ich überlegte lange, wie er dieses Prinzip der Heilpflanzenerkennung verstanden haben wollte. Ich habe Heilpflanzen genommen und sie dreigeteilt. Ich habe den "größten" Teil der Pflanze genommen und ihn dann mit seiner herkömmlichen Wirkweise verglichen, aber relativ häufig konnte ich keine Übereinstimmung feststellen. Was war passiert?

Ich hatte die Pflanzen in drei Teile geteilt, anstatt sie in drei Teile zu gliedern - ich hatte ihre Ganzheitlichkeit übersehen: Dreißig Jahre lang hat Rudolf Steiner Studien darüber betrieben, "[...] wie das Wechselverhältnis des Menschen zur außermenschlichen Natur ist, aus der wir unsere Heilmittel nehmen." Die Suche nach der Antwort schließt die philosophische Betrachtungsweise, die bis in die Antike zurückgeht, ein. Rudolf Steiner möchte aber nicht die Frage nach dem Warum unserer und der pflanzlichen sowie der tierischen Existenz beantworten, sondern das Wie. Ausgehend von der Entwicklungsfolge der Erde (Pflanze - Tier - Mensch) verglich er die Pflanze mit den Menschen. Er erkannte, dass die Lage der Befruchtungsorgane des Menschen (unten) entgegengesetzt ist zu der der Pflanzen (oben: Blüte). Rudolf Steiner dazu: So ist es "gar nicht unsinnig [...], wenn Sie sich als Bild vorhalten beim Menschen eine Pflanze, die in ihm ruht, die nach oben wurzelt und ihre Blüte nach unten, nach den Befruchtungsorganen entwickelt." Beim Tier ist es in der Regel so "[...] dass die Pflanze, in die es eingegliedert ist, horizontal gelagert ist, also im rechten Winkel steht zu der Richtung der Pflanze, während der Mensch - ich möchte sagen - gegenüber der Pflanze in seiner Stellung im Kosmos eine vollständige Drehung ausgeführt hat, eine Drehung um 180 Grad."

Nehmen wir einmal die Engelwurz: Ihre Wurzel ist stark ausgebildet, aber auch der Blütenstand ist ausgeprägt vorhanden. Durch ihre gigantische Dolde nimmt sie die ganze Kraft der Sonne (Signatur) auf und leitet sie über den hohlen Stängel direkt in ihre mächtige Wurzel. Nach der Theorie Steiners "zerteilt" man die Pflanze in die drei Teile und entdeckt, dass die Wurzel der am stärksten ausgeprägte Teil ist - und heute ist die Wurzel der Engelwurz vor allem als verdauungsfördernd und bei der Behandlung von Husten, Bronchitis und Lungenerkrankungen bekannt. Aber schauen wir einmal, was wir in den alten Kräuterbüchern über die Wirkweise der Pflanze finden ... Ihr alter Name ist auch Angstwurz, sie ist also wirksam gegen Mutlosigkeit, Verzweiflung und Furcht. Sie soll Begeisterung und Inspiration fördern und wurde bei der Behandlung der Nerven eingesetzt. Ihre antidepressive, beruhigende und schlaffördernde Wirkung wird schon seit Jahrhunderten erwähnt.

So kann man die Betrachtungen Rudolf Steiners auch als Ergänzung zu den heute bekannten Heilwirkungen sehen - und wer weiß, vielleicht kann diese Betrachtungsweise einer Pflanze an der ein oder anderen Stelle neue Möglichkeiten der Heilung eröffnen?

Heilpflanzen und ihre Wirkung

Wurzel
Engelwurz: nervöse Schlaflosigkeit
Baldrian: beruhigend
Eisenhut: Migräne, Nerven-Sinnes-System

Blatt
Lungenkraut: Lunge
Eukalyptus: Lunge, Bronchien
Weißdorn: Herz, rhythmisches System (hier: Zirkulation)

Blüte
Taubnessel: Frauenmittel
Linde: schweißtreibend
Artischocke: verdauungsfördernd, Stoffwechsel
(hier: Leber-) Gliedmaßen-System

Übrigens: Auch in der Ernährung lehnen sich die Steinerianer an das System der Dreigliederung an. Sie teilen essbare Pflanzen in drei Teile und versuchen, anteilig so ausgewogen wie möglich von allen drei Bereichen zu essen. Fleisch lehnen sie grundsätzlich ab, da es als irdisch-materielles Element zu sehr das seelisch-geistige Element des Menschen einschränkt. Durch Fleischkonsum, so die Überzeugung, würde die spirituelle Entwicklung eines Menschen unterentwickelt bleiben.

Wir sind in den letzten drei Kapiteln der Frage nachgegangen, was eine Pflanze “ohne technische Hilfsmittel” zur Heilpflanze machte. Viele Menschen haben sich mit ihren ausführlichen Beobachtungen und Beschreibungen einen Namen gemacht. Andere sind namenlos geblieben, gaben ihr Wissen aber trotzdem weiter an die nächsten Generationen. Letztendlich war es das Ziel aller, in die "Unordnung" der Natur ein wenig Ordnung zu bringen. Damit lieferten sie die Grundlagen der Botanik, der Biochemie und der Pharmakologie. Und damit sind wir schon bei unseren nächsten Stichworten ...

Von Glykosiden, Alkaloiden und anderem seltsamen Gebräu. Oder: Was macht eine Pflanze eigentlich zur Heilpflanze in unserer heutigen Zeit?

Pflanzen haben eine innere Uhr, die ihr Leben und Überleben sichert, sie sind aber auch abhängig von Ort, Klima und Lage. Den meisten von uns fiel vielleicht schon einmal auf, dass die meisten Pflanzen nachts, wenn es kalt und dunkel ist, ihre Blätter senken oder zusammenfalten und ihre Blüten schließen. Erst am Tag, wenn es heller und wärmer und wenn der größte Teil der Insekten in Aktion ist, öffnen die Blüten sich wieder, um mit ihren Düften die bestäubenden Insekten anzulocken. Und genau so ist es mit den Blättern: Beim ersten Morgengrauen öffnen sie sich für die Photosynthese. Die

Pflanzen speichern also die Sonnenenergie, um sie für ihre biochemische Maschinerie zu nutzen, und bauen alle benötigten Stoffe selbst auf. Diese biochemischen Stoffe kommen uns zum Teil zugute: Wir nutzen sie für unsere Gesundheit - beispielsweise wenn wir sie über die Kräuterheilmittel aufnehmen.

Es ist noch nicht lange her, da hat man daran gezweifelt, dass die Heilpflanzen überhaupt Stoffe enthalten, die wirksam sind. Heute nutzen vor allem Pharmakonzerne das Wissen der Pflanzenchemie, um Medikamente herzustellen wie Aspirin (Weidenrinde) oder verschiedene Herzpräparate (Fingerhut). In jeder Heilpflanze sind - in verschiedenen Teilen der Pflanze - in unterschiedlichen Konzentrationen verschiedene Wirkstoffe enthalten. Einige der Wirkstoffe geben dem Fachmann wichtige Hinweise und setzen bei Laien ein großes biochemisches Wissen voraus. Mit Inhaltsstoffen wie Bitterstoffen, Gerbstoffen oder ätherischen Ölen kann der eine oder andere sicherlich noch etwas anfangen. Lesen wir dann in einigen Kräuterbüchern weiter, stolpern wir aber ganz schnell über Begriffe wie Glykoside, Alkaloide, Flavonoide. Nun wäre es an der Zeit, in anderen Büchern nachzuschlagen und etwas darüber zu erfahren. Aber jetzt sitzen wir gerade so gemütlich in unserem Sessel und verschieben das Nachschlagen auf morgen oder übermorgen ... Und dann vergessen wir diese Glykoside und Alkaloide und die anderen kompliziert klingenden Namen. Dennoch haben einige Wirkstoffe eine große Bedeutung, und deshalb werde ich sie an dieser Stelle zusammen mit einigen Kräuterporträts kurz erläutern, damit Sie wissen, worauf Sie beim nächsten Wildkräuteressen herumkauen.

Fangen wir einmal mit den **Alkaloiden** und den **Glykosiden** an: Bei den **Alkaloiden** haben wir es mit wirklich kompliziert gebauten organischen Verbindungen zu tun. Die Wirkung lässt sich nicht auf einen Nenner bringen, sie weichen in ihren Inhaltsstoffen voneinander ab, doch es sind sehr stark wirkende Stoffe. Pflanzen, bei denen die Alkaloide den Hauptwirkstoff stellen, eignen sich im Allgemeinen nicht für die Teetherapie zu Hause; mit ihnen hat schon eher die pharmazeutische Industrie zu tun. Ein Beispiel für Alkaloide ist das im Milchsaft der Mohnkapseln enthaltene Morphium oder das aus den Tollkirschblättern isolierte Atropin. Alkaloide können aber trotzdem in "ungiftigen" Heilpflanzen vorkommen. Dann ist ihre Menge allerdings so gering, dass sie nicht selbst als Hauptwirkstoff hervortreten.

Glykoside sind im Pflanzenbereich weit verbreitet. Der Name kommt aus dem Griechischen (*glykus* = süß), weil man ein Glykosid in eine Zucker- und eine Nichtzucker-Verbindung spalten kann. Dieser Nichtzucker nennt sich Aglycon, und er ist es, der die Wirkung weitgehend bestimmt. Trotzdem muss man an dieser Stelle sagen, dass die Erwähnung von Glykosiden als Inhaltsstoffe nicht viel aussagt - ihre Wirkungsvielfalt und -verschiedenheit ist einfach zu groß. Cumarin veranschaulicht ein Glykosid, das den unverkennbaren Geruch des Waldmeisters ausmacht. Ein Wildkraut, das Alkaloide und Glykoside enthält, ist das Klettenlabkraut.

Das *Galium aparine*, auch als Klettenlabkraut oder Gänsegras bekannt, ist ein schnell wachsendes (Un-)Kraut, das sich mit seinen langen, klebrigen Stängeln im Garten und über Hecken ausbreitet. Es kann bis zu 100 Zentimeter groß werden. Schon früher schätzte man die Wirkung dieses Krauts, um schlank zu bleiben und eine Gewichtszunahme zu verhindern. In seiner Wirkung ist das Klettenlabkraut bis heute noch als hervorragendes Reinigungstonikum bekannt. Deshalb hielt der griechische Arzt Dioskurides (1. Jahrhundert nach Chr.) es für sehr hilfreich bei Müdigkeit und Erschöpfung. Es ist eine alte Heilpflanze mit einem leicht aromatisch-salzigen Geschmack. In der alten Volksheilkunde wurde es bei Hysterie, Nervenleiden, Epilepsie, Veitstanz, Urinverhaltung, Grieß und Steinbeschwerden angewendet. Das geht auf seine Bestandteile Cumarine, Gerbsäuren, Glykoside und Zitronensäure zurück, wobei diese Bestandteile gegen die ersten vier genannten Leiden sicherlich nicht viel ausrichten können. Heute wird das Klettenlabkraut vorwiegend aufgrund seiner harntreibenden und die Lymphe reinigenden Wirkung eingesetzt. Auch das echte Labkraut, das mit dem Klettenlabkraut verwandt ist, enthält diese beiden Stoffe, außerdem noch Gerbstoffe und Flavonoide.

Gerbstoffe sind kompliziert zusammengesetzte, stickstoffreiche, physiologisch noch wenig erforschte Pflanzenstoffe. Sie werden meistens nach den Pflanzen benannt, von denen sie stammen. Gerbstoffe sind in ihrer Hauptwirkung vor allem zusammenziehend (adstringierend). Durch das Zusammenziehen der Oberfläche erfolgt eine Verdichtung des Gewebes; die Rötung lässt nach, und durch das Eindringen der Gerbstoffe in die Schleimdrüsen vermindert sich die Sekretion. Ist in einem Heilkraut ein besonders hoher Anteil an Gerbstoffen enthalten, kann sich das schon einmal störend auswirken, da dann vielleicht der Magen gereizt wird oder man einen trockenen Mund bekommt. Die meisten werden Gerbstoffe aus Kaffee oder Tee kennen. Bekannte Heilpflanzen mit einem hohen Gerbstoffanteil sind unter anderem Tormentill, Walnuss- und Salbeiblätter, Blutwurz oder Eichenrinde.

Bei den **Flavonoiden** verhält es sich ähnlich wie bei den Glykosiden: Sie haben eine ähnliche chemische Grundstruktur, aber in ihrer Wirkung ausschlaggebend sind die Art und die Menge, die in den Pflanzen enthalten sind. In ihren physikalischen und chemischen Eigenschaften sind sie also recht unterschiedlich. Für bestimmte Wirkweisen sind die Flavonoide sehr bekannt: Sie reparieren brüchige feine und feinste Blutgefäße im Herzen und im Kreislauf oder im Verdauungstrakt.

Wer Glück hat, der kann sich im Sommer an den wunderschönen Blüten des Borretschs (Borago officinalis) erfreuen. Die einjährige, bis zu 60 Zentimeter hoch wachsende Pflanze ist borstig behaart und hat einen gurkenähnlichen Geschmack und Geruch. Die wie Sterne geformten Blüten sind himmelblau, selten weiß. Die wechselständigen Blätter werden bis zu 20 Zentimeter lang und 7 Zentimeter breit. Die Pflanze enthält bis zu 30 Prozent Schleimstoffe, aber auch Mineralsalze, Gerbstoffe, ätherisches Öl sowie die Vitamine C und A. Der Borretsch hat leicht giftige Eigenschaften, weshalb man die Blätter und Blüten nur in Maßen verzehren sollte! (Pyrrolizidinalkaloide lassen die Pflanze bei starker Dosis toxisch werden!)

Borretsch ist wahrscheinlich ursprünglich in Südspanien beheimatet gewesen, wird aber mittlerweile in ganz Europa angebaut. Ihm wird nachgesagt, dass er die Fähigkeit hat, Menschen fröhlich zu machen, "[...] da er das Herz tröstet, die Melancholie vertreibt und Mut schenkt". Deshalb erhielten

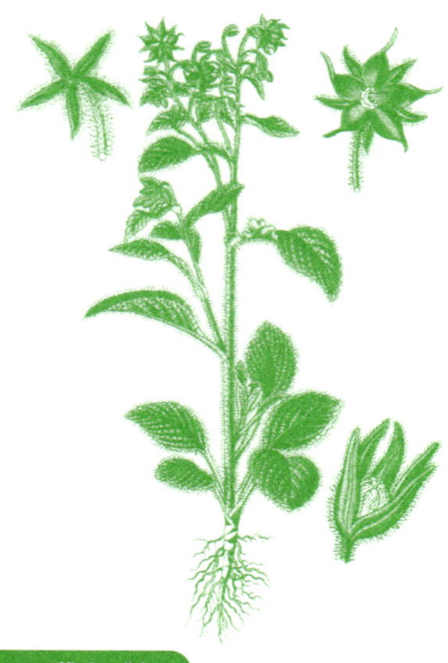

Borretsch (Borago officinalis)

die Kreuzfahrer zur Stärkung des Mutes einen Abschiedstrunk aus Borretschblüten. Seit Jahrhunderten ist diese schöne Pflanze ein beliebtes Motiv für Handarbeiten, angeblich sei auch das Blau der Blüten das Vorbild für die blauen Kleider der Jungfrau Maria gewesen. Die Blüten kommen pur in Salate oder kandiert auf Süßspeisen. Die Blätter sind etwas haarig, walzt man sie aber mit einem Nudelholz platt und schneidet sie klein, wird man die Härchen im Frischkäse oder in Salaten überhaupt nicht mehr bemerken.

Ludwig XIV. liebte die Pflanze so sehr, dass er sie in Versailles anpflanzen ließ. Wahrscheinlich nicht nur wegen ihrer blauen Farbe, sondern sicherlich auch, weil die Liste ihrer außerordentlich breit gefächerten Wirkungen so lang ist: Sie reicht von Blutreinigung über ein Vorbeugemittel gegen Brust- und Bauchfellentzündung bis hin zum Mittel gegen Gelenkrheumatismus, Venenentzündungen und Wechseljahrsbeschwerden. Darüber hinaus hat der Borretsch eine schleimlösende, entzündungshemmende, schmerzlindernde, herzstärkende, beruhigende, schweißtreibende und leistungssteigernde Wirkung. Die Blüten können auch im Hustensaft verwendet werden.

Da die **Schleimstoffe** im Borretsch so reichlich vorhanden sind, hier einige erklärende Worte dazu: Wie schon der Name sagt, geben diese Stoffe Schleim ab, der "einhüllend" und "reizmindernd" wirkt. Schleimige Drogen dienen auch als geschmacksverbessernde Mittel, indem sie den Geschmack stark saurer, bitterer oder scharfer Stoffe mildern. Das beste Beispiel hierfür sind die "schleimarmen" Johannisbeeren, die saurer als die "schleimreichen" Himbeeren schmecken. Wer den sauren Geschmack nicht mag, der mag vielleicht den bitteren? **Bitterstoffe** sind, wie der Name schon vermuten lässt, bitter. Sie finden in Europa besonders als Magenmittel ihre Anwendung, wirken infolgedessen indirekt stärkend und werden deshalb als Tonikum eingesetzt. Beispiele hierfür sind das Kardobenediktenkraut und der Löwenzahn.

Der Löwenzahn (Taraxacum officinale) gehört zu den flexibelsten und vitalsten Pflanzen und schenkt somit Wandlungs- und Anpassungsfähigkeit. Denn wenn ein bestimmtes Maß an Anpassungsfähigkeit überschritten ist, führt das zu Ärger oder Bitterkeit – und damit ist in der Regel auch eine Störung der Leberfunktion und des Gallenflusses verbunden.

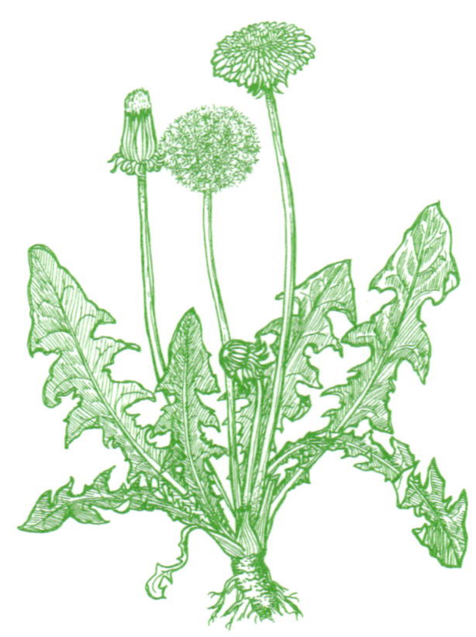

Löwenzahn (Taraxacum officinale)

Löwenzahn nun löst Stauungen und Erstarrungen in Geist und Körper und vermittelt dadurch neue Lebenskraft! Er wächst überall, und so könnten wir jeden Tag auf ihm herumkauen - aber bitte nur auf den jungen Blättern, sie schmecken nicht so bitter. Klein geschnitten im Kartoffelsalat oder gemischt mit milder schmeckenden Wildkräutern wie Giersch und Vogelmiere wird er nicht nur etwas "entbittert", sondern bekommt auch einen besonderen, pikant-bitteren Geschmack. Die Wurzel mag ich persönlich als Kaffeeersatz, die Blüten lege ich als Kapern ein.

Taraxacum officinale, so die lateinische Bezeichnung des Löwenzahns, hat seinen deutschen Namen von der Form der

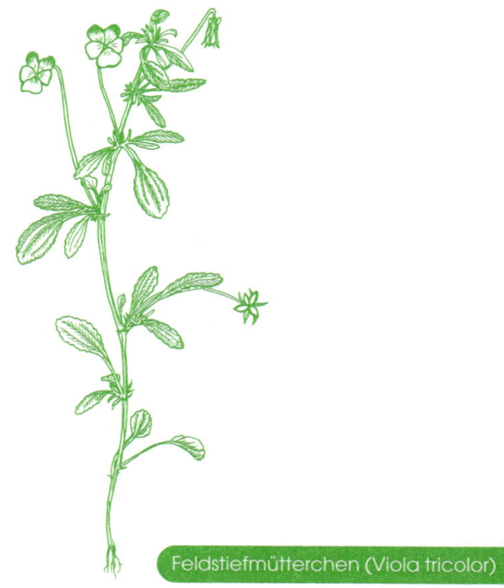

Feldstiefmütterchen (Viola tricolor)

Blätter. Sie sind manchmal so stark eingekerbt, dass man mit ein wenig Fantasie die Zähne von Löwen darin erkennt. Bei uns als Unkraut verpönt, ist der Löwenzahn doch eine sehr bemerkenswerte Pflanze - allein aufgrund der vielen Stoffe, die er enthält und die sehr gut für unseren Körper sind: Bitterstoffe, Inulin, Cholin und viele Mineralien wie Kalzium, Natrium, Kieselsäure, Schwefel und in den frischen Blättern Kalium. So kann der Löwenzahn die Galle zur Produktion anregen. Etwas Vorsicht ist geboten, wenn man in diesem Organ gern einmal zu dem einen oder anderen Steinchen neigt! Löwenzahn wird als Heilpflanze auch bei Leberstauungen, Ikterus und Hepatitis eingesetzt und wirkt entgiftend, da er auch die Niere anregt, harnpflichtige Stoffe auszuscheiden. Empfohlen wird im Frühjahr eine Teekur mit Löwenzahn, Brennnessel und Birke, jeweils eine Woche als Saft oder Tee, das Ganze zweimal am Tag.

Wer hätte gedacht, dass das zarte Feldstiefmütterchen (Viola tricolor) so viel Gutes tun kann? Es wird zwar hauptsächlich innerlich und äußerlich bei chronischen Hauterkrankungen, wie zum Beispiel Milchschorf, Akne und Ekzemen, verwendet, aber es kann noch mehr: Es wird eingesetzt bei der Behandlung von Katarrhen der Atemwege, bei Halsentzündung, Fieber und Rheuma. Ferner wirkt es blutreinigend und stoffwechselfördernd und hat eine harntreibende Wirkung.

Das Feldstiefmütterchen ist auch ein anerkanntes mildes Mittel zur Stärkung des Herzens und behandelt hohen Blutdruck. Das liegt an seinen Bestandteilen wie Salicylaten (verdünnen das Blut), Saponinen, Alkaloiden, Flavonoiden und ätherischen Ölen.

Das Feldstiefmütterchen ist eine zarte und "bescheidene" Pflanze mit hauchdünnen weißgelben oder weißblauen Blüten. Aber lassen wir uns von seiner Bescheidenheit nicht täuschen: Das Stiefmütterchen weiß um seine Kräfte, vor allem im psychischen Bereich. Stiefmütterchen sind seit langem die heilenden Pflanzen derjenigen, deren Herz der Heilung bedarf. Das wusste sogar schon Shakespeare und verwendete die Blüten des Stiefmütterchens deshalb als Liebestrank in seinem Sommernachtstraum. Das Wilde Stiefmütterchen (Viola tricolore) wird im Volksmund oft auch Ackerstiefmütterchen, Dreifaltigkeitskraut, Freisamkraut, Frauenschühlein, Jesus- oder Samtblümlein genannt.

Wem sich gerade bei dem Stoff **Saponine** der Magen zusammenzog und wer dabei an Seife dachte, der war schon auf dem richtigen Weg: Saponine sind wirklich Stoffe, die wie Seife schäumen. Sie haben aber chemisch nichts mit Seifen zu tun, sondern sind eine Untergruppe der Glykoside. Saponine sind unter anderem in Spinat und der Zuckerrübe enthalten. Es gibt ungiftige und giftige Saponine, wobei die Dosis das Gift macht. Eine besondere Eigenschaft der Saponine ist, dass sie die Aufnahme anderer Stoffe fördern. Saponine findet man in Birkenblättern, Stiefmütterchen und im Knöterich, um nur einige zu nennen.

Eben haben wir einen kleinen Ausflug in die Pflanzenchemie gemacht und wissen nun, was Saponine, Glykoside, Flavonoide und Schleimstoffe sind. Gleichzeitig, sozusagen nebenbei, haben wir einige Heilpflanzen kennengelernt, die auch in der Küche verwendet werden können. Jetzt wird es spannend, denn wir begeben uns in die fast vergessene Welt der Alchemie.

Spagirik – alles Zauber oder was?

»Ausgehungert nach Wissen und einer sinnvollen Arbeit, stürzte Johanna sich in die geheimnisvolle Welt und sog alles in sich auf. Sie lernte die Prinzipien der Alchemie, auch die sieben Stufen des großen Werkes genannt, die mit der calcinatio beginnen, über die sublimatio, solutio, putrefactio und distillatio zur coagulatio führen und schließlich in der tinctur* enden. (...) Und jetzt erst begriff sie, dass die beiden Textstellen, die sie in jener ersten Nacht bei ihrer geheimen Untersuchung der Gobelintasche in den Büchern gelesen und für wirres, sinnloses Zeug gehalten hatte, dass diese beiden Textstellen nur die Abfolge der sieben Stufen zusammen mit den farblichen Veränderungen beschrieben hatten, und zwar in der geheimnisvollen Bildersprache der Alchemisten.«[8]

Hört man das Wort Alchemie, denken die meisten Menschen sofort an den Stein der Weisen und/oder die Herstellung von unvergänglichem Gold aus dem unedlen Metall Blei. Es ist der Stoff, aus dem die Träume der Menschen seit vielen hundert Jahren sind. Auch hochgelobte Wissenschaftler wie der große Physiker Isaac Newton waren große Anhänger der Alchemie, und er betrieb sie fleißig in seinem Labor. Sogar Friedrich Nietzsche schrieb 1882, dass Biologie, Physik und Chemie nicht "[...] entstanden und groß geworden wären, wenn ihnen nicht die Zauberer, Alchemisten, Astrologen und Hexen vorangelaufen wären".

Alchemisten versuchten damals, durch das chemische Trennen und Vereinigen verschiedener Stoffe Gold herzustellen. Das Wort *Alchemie* stammt wahrscheinlich aus dem Arabischen und bedeutet "die Beschäftigung mit der Metallumwandlung". Aber die Alchemie war durchaus mehr als nur die Jagd nach Gold, sondern die Alchemie des Mittelalters kann man als eine Weltanschauung der damaligen Zeit betrachten. Sie war die Zusammenfassung verschiedenster wissenschaftlicher, technischer, philosophischer und religiöser Denkweisen.

---

* *Calcinatio* = Glühen im offenen Ofen, Umwandlung der Metalle in Pulver. *Sublimatio* = trockene Destillation, Verflüchtigung, Veredelung. *Solutio* = Lösung, Verflüssigung, Schmelzung. *Putrefactio* = Fäulnis, Verwesung, Trennung von Körper und Geist, der als Rückstand in der Retorte bleibt. *Distellatio* = Destillation, Verdampfung und Kondensieren, Trennung fester Körper aus der Flüssigkeit. *Coagulatio* = Gerinnung, Verfestigung, Fixierung des Flüssigen. *Tinctur* = Herstellung der Tinktur beziehungsweise des Steins und der Erhöhung.

Zwar blieb die Kunst der Herstellung von Gold bis heute erfolglos, aber die Alchemie schuf die Grundlagen unserer heutigen Chemie. Heute kennen wir mehr als 100 verschiedene Elemente, und auch die wurden wieder geordnet: im Periodensystem, das die Chemie zu einer überschaubaren Wissenschaft macht. Die "Stadt" der frühen Alchemisten hingegen war vergleichbar einer Stadt ohne Straßen und Plätze, in der viele Häuser chaotisch nebeneinanderstanden – und eben manchmal auch explodierten. Dennoch lohnt es sich in unserer Zeit, die Alchemie genauer zu betrachten, ist sie doch die Suche der Menschen nach "[...] der Vervollkommnung dessen, was vor dem Menschen geschaffen, aber von der Natur unvollkommen gelassen wurde" (aus: *Encyclopædia Universalis*; Paris 1968). Und wieder möchte ich an dieser Stelle Goethe erwähnen: In seinem Werk *Faust* und in seinem Gedicht *Der Zauberlehrling* greift der Mensch in die Natur ein und manipuliert diese. Heute sind es nicht mehr Dr. Faust und seine Gesellen, sondern die Alchemisten/-innen unserer modernen Zeit, nämlich die Forscher und Forscherinnen der Gentechnik. Natürlich haben Pflanzenzüchter schon immer versucht, Pflanzen zu verändern, aber nie gelang es so rasend schnell wie heute. Ist das aber wirklich der Anfang von der Vervollkommnung dessen, was die Natur unvollkommen gelassen hat?

Aber nun zur Spagirik, einer feinstofflichen Phytotherapie – im Grunde der pharmazeutischen und therapeutischen Umsetzung der Alchemie. Das Wort *Spagirik* kommt aus dem Griechischen und leitet sich ab von *spao* ("trennen") und *ageiro* ("vereinigen"). Bei der Spagirik werden Heilpflanzen, aber auch Mineralien, Metalle und tierische Grundsubstanzen zu Tinkturen, Extrakten, Essenzen verarbeitet. Die Essenzen sind komplizierter in der Verarbeitung als die Tinkturen, dafür aber feinstofflicher. Deshalb sind sie nicht nur länger haltbar, sondern auch sehr viel stärker in der Wirkung. Wem also sein Teeaufguss zu mild und nicht wirksam genug ist, der probiere es doch einmal mit einem spagirischen Heilmittel! Das feinstoffliche Wirkprinzip der Spagirik ist nicht mit dem der Homöopathie gleichzusetzen. Dennoch hat es Ähnlichkeiten mit ihr und dem Verfahren der Phytotherapie (Pflanzenheilkunde): Mit dem spagirischen Verfahren wird die Heilpflanze "aufgeschlossen" beziehungsweise transformiert, dadurch bleibt das Arzneiliche der Pflanze in seiner reinen Form erhalten. Spagirik stellt etwas Eigenständiges dar: *Verändertes kann durch Verändertes geheilt werden.*

Wie entstand die Spagirik?

Basierend auf den Erkenntnissen der Alchemie, war es im Mittelalter Paracelsus, der die Spagirik zur anerkannten Form der Arzneimittelherstellung weiterentwickelte. Im 17. Jahrhundert legte der Chemiker und Arzt Johann Rudolf Glauber die genauen Vorschriften zur Herstellung spagirischer Heilmittel schriftlich nieder. Danach gerät die Spagirik in den Hintergrund, und erst der italienische Graf Cesare Mattei belebt sie im 19. Jahrhundert wieder: Die Herstellung seiner "elektrohomöopathischen" Mittel enthält spagirische Grundzüge. Schließlich ist es der Arzt Carl Friedrich Zimpel, der dem spagirischen Heilsystem seinen Stempel aufdrückt und die Angaben Glaubers verfeinert. Er stellt ab 1870 seine eigenen spagirischen Mittel her.

Alexander von Bernus schließlich gründet 1921 sein alchemistisch-spagirisches Labor und entwickelt auf der Basis seiner ausführlichen Studien seine eigenen Heilmittel.

Die Herstellung von spagirischen Essenzen und Tinkturen

Es sollte, wenn möglich, die wild wachsende Heilpflanze verwendet werden. Zur Blütezeit werden die einzelnen Heilpflanzen gesammelt und danach zerkleinert. Mittels Hefe**gärung** erfolgt das "Aufschließen" der Pflanze. Die ungiftigen Wirkstoffe werden befreit und die giftigen in Informationsträger verwandelt. Danach erfolgt die Wasser**destillation**: Die durch die vorangegangene Gärung befreiten und umgewandelten Wirkstoffe werden nun durch Verdampfung kondensiert - es entsteht die **spagirische Uressenz**. Die in der Maische (den Pflanzenresten) enthaltenen Mineralien und Spurenelemente werden nun mithilfe der **Veraschung** mit der spagirischen Uressenz vereinigt, was man die **spagirische Hochzeit** nennt. Da diese Art der Herstellung sehr aufwendig ist, wird heutzutage oft nur die **spagirische Tinktur** hergestellt. Im Gegensatz zur Essenz werden die Wirkstoffe der Pflanze mithilfe von Alkohol herausgelöst (**Mazeration**). Aber auch hier werden die Pflanzenreste **verascht**, um sie dann mit dem alkoholischen Auszug zu **vereinigen**.

Die so hergestellten Arzneimittel nennt man Spagirika, die die folgenden drei "philosophischen Prinzipien" enthalten. Sie sollen nicht als die chemischen Substanzen als solche verstanden werden, sondern die chemischen Eigenschaften dieser chemischen Stoffe widerspiegeln:

Sal: die spezifisch stoffliche Basis; es ist die Materie im eigentlichen Sinne, die nach der Verbrennung zurückbleibt.

Merkur: die anonyme Heilkraft; die Lebensenergie eines Körpers, bei den Chinesen auch *Qi* genannt.

Sulfur: die indikationsspezifische Ausrichtung (der Heilkraft).

Um es noch einmal mit einem anderen Beispiel zu verdeutlichen: Bei einer Kerze ist das Wachs das Prinzip SAL, die Flamme das Prinzip SULFUR und der Rauch das Prinzip MERKUR.

Natürlich gibt es noch andere Arten der Herstellung von Heilmitteln auf Pflanzenbasis, und die wichtigsten sollen hier kurz vorgestellt werden:

Beginnen wir mit dem **Aufguss**. Er ist die einfachste Art, Heilpflanzen zu verwenden. Man kann ihn mit der Zubereitung eines Tees vergleichen. Dazu verwendet man das Wasser, kurz bevor es anfängt zu kochen, denn kochendes Wasser lässt die ätherischen Öle verfliegen. Die Methode des Aufgusses verwendet man für Blüten und Blätter einer Pflanze - und zwar wie folgt: 2 bis 3 Teelöffel getrocknetes Kraut mit etwa 200 ml Wasser überbrühen, zugedeckt zehn Minuten stehen lassen und so heiß wie möglich trinken, 2- bis 3-mal täglich etwa eine Stunde nach dem Essen.

Beim **Absud** werden der Pflanze mehr Wirkstoffe entzogen als beim Aufguss, das sollte vor allem bei Wurzeln, Rinden, Zweigen und einigen Beeren geschehen. Ein Teelöffel des getrockneten Präparats wird in einem emaillierten Gefäß kurz angesetzt und in etwa 200 ml Wasser circa zehn Minuten auf kleiner Flamme gekocht. Danach durchziehen lassen und abseihen. Für größere oder mehrere Dosen am Tag muss die Menge an Kraut und Wasser natürlich verändert werden. Heiß oder kalt trinken.

Eine **Tinktur** wird meist in der Apotheke hergestellt. Dazu wird getrocknetes oder frisches Kraut (alle Pflanzenteile können hier verwendet werden) in ein Gemisch aus Alkohol und Wasser eingelegt. Der Alkohol entzieht der Pflanze die Wirkstoffe und wirkt gleichzeitig konservierend (etwa zwei Jahre). Tinkturen werden aus einzelnen Kräutern hergestellt und dann bei Bedarf miteinander vermischt.

Beim **Sirup** lohnt es sich, gleich eine größere Menge herzustellen. Man nimmt dafür 500 ml Absud oder Aufguss des jeweiligen Krautes und erhitzt es in einem Emailletopf. Dann werden 500 g Rohrzucker oder Honig zugefügt, bis dieser sich aufgelöst hat. Abkühlen lassen, mithilfe eines Trichters in ein dunkles Glasgefäß füllen und mit einem Korken verschließen. (Da Sirup gären kann, würde ein Schraubverschluss die Flasche zum Bersten bringen!) Der süße Sirup ist bei Kindern beliebt, und es lassen sich weniger wohlschmeckende Kräuter mit bitterem Geschmack übertünchen.

Bei der Verwendung von **Kompressen** wird ein sauberes Tuch in einem heißen Kräuterextrakt (Aufguss, Absud, Tinktur) getränkt und auf die betroffene Stelle gelegt. Bei Kopfschmerzen können zusätzlich kalte Kompressen verwendet werden.

Der **Umschlag** wirkt wie eine Kompresse. Hierzu werden frische Kräuter im Mixer zerkleinert und bei Bedarf etwas gedünstet oder getrocknet in einem Mörser mit etwas Wasser zu einer Paste verarbeitet. Die Haut mit ein bisschen Öl bestreichen, damit das Kraut nicht festklebt, und dann mit einer Mullbinde oder Ähnlichem umwickeln. Meist wird der Umschlag heiß verabreicht, er kann in einigen Fällen aber auch kalt sein.

Daneben können Kräuter noch als Aufgussöle, Cremes, Salben, Pulver, Kapseln, Mazerate (eingeweichte Kräuter), Weintonika und Säfte verwendet werden.

Das Licht des Lebens

»Ich begriff plötzlich, dass man auf allen Ebenen (derjenigen der Zelle, des Organismus, der Art, der Begriffe, der logischen Prinzipien usw.) dasselbe Problem der Beziehungen zwischen dem Teil und dem Ganzen wiederfindet.«

Thomas Kesselring[9]

Ich gebe zu, auch mein letzter Biologieunterricht ist schon ein paar Tage her. Auch ich musste mich erst wieder schlau machen, deshalb hier ein kleiner Exkurs.

Pflanzen bilden heute die Grundvoraussetzungen des Lebens. Sie nutzen das Sonnenlicht, um mithilfe der Photosynthese körpereigene Substanzen in die für den Menschen notwendigen Energien umzuwandeln. Die Energien, die bei unseren täglichen Handlungen verbraucht werden, sind nichts anderes als Kohlenhydrate, die in unserem Körper als Glukose, also Traubenzucker, zur Verfügung stehen. Diese Kohlenhydrate wurden vorher durch die Nahrung aufgenommen und zuvor durch die Pflanze mittels Photosynthese produziert. Die Photosynthese der Pflanzen wiederum ist nur durch Sonnenlicht möglich. Wir essen also Sonnenlicht! Und noch ein kleiner Ausflug und zwar in die Welt der Lebensmittel: Jede pflanzliche oder tierische Zelle ist in der Lage, Licht zu speichern und auszusenden. Pflanzen - und dazu gehören auch unser Gemüse und Obst - können somit also Licht speichern. Dieses Licht kann mit besonders empfindlichen Geräten gemessen werden, da die Empfindlichkeit unserer Augen nicht ausreicht, solche Lichtstärken zu erfassen. Wir sprechen hier von Lichtstärken, die vergleichbar sind mit einem Kerzenschein, den man in 20 Kilometern Entfernung wahrnehmen würde. Biophotonik heißt dieser junge Forschungszweig, der sich seit den 70er-Jahren damit beschäftigt.

Vergleicht man frisch gelagertes mit tiefgefrorenem Gemüse, so kann man mithilfe der Biophotonik nachweisen, dass sich bereits nach acht Tagen eine deutlich verminderte Lichtemission ergibt. Besonders interessant finde ich dabei, dass das für die Chinesen nichts Neues zu sein scheint. In China ist Nahrung Medizin, und in der Traditionellen Chinesischen Medizin ging man schon immer davon aus, dass die Energie der Nahrungsmittel die Gesundheit beeinflusst. So heißt es, dass tiefgefrorene Nahrung kalte Energie in den Körper bringt. Diese kann bei häufigerem Genuss bestimmte Krankheitsbilder negativ beeinflussen und sogar Krankheiten hervorrufen, da das Immunsystem maßgeblich geschwächt werden kann. Mithilfe der Biophotonik kann nachgewiesen werden, dass bestimmte Speisen nur sehr geringe energetische Qualitäten haben, dazu gehören unter anderem mikrowellenerhitzte Nahrung, Tiefkühlkost, Treibhaus- und Foliengemüse und eben auch grünes Gemüse, bei dem der Reifeprozess erst auf den langen Transportwegen erfolgt, genauso wie Nahrung, die stark oder mehrmals erhitzt wurde. Doch was sind diese Biophotone überhaupt? Seit 1920 wird die Biophotonenstrahlung erforscht. Es ist eine schwache, elektromagnetische Strahlung, die alle Lebewesen aufgrund ihrer biochemischen Vorgänge aussenden. Viele Wissenschaftler schütteln den Kopf und sind überzeugt, dass diese Strahlung ein Abfallprodukt des Stoffwechsels ist und höchstens ein sinnloses Rauschen. Andere Wissenschaftler wiederum sind davon überzeugt, dass nichts in der Natur sinnlos ist, und sie versuchen deshalb, diese Signale zu verstehen.

Um der Entdeckung der Biophotone nachzugehen, müssen wir uns auf eine kleine Zeitreise ins Jahr 1923 auf die Halbinsel Krim begeben. Um den folgenreichen Wirren der Oktoberrevolution im Jahr 1917 zu entgehen, nahm der Biologe und medizinische Wissenschaftler Alexander Gurwitsch den angebotenen Lehrstuhl für Histologie in Simferopol (Hauptstadt der Halbinsel Krim) an. Alexander Gurwitsch (1874-1956) beschrieb 1923 zum ersten Mal in einem Experiment an der Taurida-Universität seine Beobachtungen von der sehr schwachen elektromagnetischen Wellenstrahlung verschiedener Gemüsesorten, heute unter dem Begriff "Biophotonenstrahlung" bekannt.

Gurwitsch und seine Mitarbeiter konnten damals nur beobachten und diese Beobachtungen niederschreiben, doch nach dem Zweiten Weltkrieg gelang es mit hochempfindlichen Messgeräten - italienische Astronomen hatten den ersten Restlichtverstärker gebaut, um das Licht ferner Sterne zu messen -, Biophotone nachzuweisen. Biophotone sind winzig kleine Lichteilchen, die von Pflanzen genauso abgestrahlt werden wie von Hühnereiern. Dabei gilt: Je natürlicher das Gemüse wächst, also ohne Dünger und Gewächshaus, umso mehr Licht ist messbar.

Doch was nützt uns dieses Wissen? Nun, zunächst einmal kann man generell behaupten, Licht verbessert unser Leben. Wer braucht es nicht, das Licht der Sonne? Wer fühlt sich nicht sofort viel ausgeglichener und voller Energie nach einem Sonnenbad in der ersten Frühlingssonne? Wir Menschen lieben das Sonnenlicht, und auch Pflanzen fühlen sich zur Sonne hingezogen. Essen wir eine Orange, absorbieren wir genauso viel Sonnenenergie oder eben Lichtphotonen, wie wir an einem Sommertag nach 30 Minuten am Strand aufgenommen hätten. Doch das ist bei weitem noch nicht alles Interessante und Wissenswerte über Biophotone.

Es war der Physiker Erwin Schrödinger, der in sein kleines Buch *Was ist Leben?* (Originaltitel "What is life?", 1944) wichtige Überlegungen zur Organisation biologischer Zellverbände einschmuggelte. Er stellte zum ersten Mal die Idee eines genetischen Codes vor (später wurde aus dieser Idee Wirklichkeit mit der Entdeckung der DNA) und dass die Ordnung der Lebewesen aus der Organisation ihrer Teile zu verstehen ist. Licht als Informationsträger ist an dieser Organisation wesentlich beteiligt.[10] Heute wird angenommen, dass die Zellen in unserem Körper durch die Biophotonen miteinander kommunizieren und dass die DNA das Speichermedium aller Informationen ist. Explizit würde das bedeuten, dass wir beim Essen eines Salatblattes nicht nur seine Inhaltsstoffe aufnehmen, sondern auch seine innere Ordnung. Diese Ordnung wird über die Kommunikation durch Biophotonen und ihrer elektromagnetischen Felder aufrechterhalten. Somit ist die Lichtspeicherfähigkeit ein Maß für den Organisationsgrad der Nahrung – und mehr Ordnung bedeutet mehr Qualität. Also Biokost mit viel Sonnenenergie und damit einer hohen Lichtspeicherfähigkeit bedeutet mehr Ordnung, gezüchtetes Obst und Gemüse mit Dünger im Gewächshaus weniger Ordnung. Alles klar?

Wahrscheinlich nicht, denn die Idee, dass Licht unser Leben ordnet, klingt ziemlich abgefahren. Und das ist sie auch: Die Photonen, laut Quantenmechanik Teilchen und Wellen zugleich, zeigen während der Messphase eine stabile Überlagerung (Interferenz). Infolgedessen gehen sie Beziehungen mit den Biophotonen der menschlichen Zelle ein. Sie tauschen Informationen aus, indem sie ein kohärentes (geordnetes) elektromagnetisches Feld zu bilden scheinen. Über diese "Lichtordnung" kommunizieren die Biophotone der Nahrungsmittel mit den Biophotonen der Zellen im Organismus und steuern damit vielfältige Ordnungsprozesse in unserem menschlichen Körper.

Doch Biophotone hin oder her, Sonnenlicht bleibt eine der elementarsten Nahrungsquellen der meisten Lebewesen. Aus ihr beziehen Pflanzen, die meisten Tiere und wir Menschen auf zellulärer Ebene Energie und ordnende Signale. Wir Lebewesen sind also Lichtfresser, wohl bekomms!

Und was hat das alles mit den Wildkräutern zu tun? Zunächst haben Wildkräuter eine natürlich hohe Ausbeute an wichtigen Spurenelementen, Vitaminen und Mineralien. Vergleichen wir den Vitamin-C-Gehalt eines Kopfsalates (13 mg) mit dem der Brennnessel (333 mg), des Gänseblümchens (87 mg), des Löwenzahns (115 mg), des Sauerampfers (117 mg) oder der wilden Malve (178 mg), so liegt er bei weitem niedriger. Und nicht nur beim Vitamin C, sondern auch bei Spurenelementen wie Eisen, Magnesium und Kalium verliert der Kopfsalat gegen die Wildkräuter. Doch das ist bei weitem noch nicht alles: Wildkräuter speichern besonders viel Sonnenenergie und sind als hochwertige Lichtbringer anzusehen. Selbst im getrockneten Zustand geht das Chlorophyll nicht ganz verloren und damit die Fähigkeit der Lichtspeicherung. Spirituell ist es die Seele, die Anima, das Qi der getrockneten Kräuter, das wir aufnehmen; deshalb sollten Tees und Gewürze luftdicht aufbewahrt werden. Und wer einen "Pflanzenseelentest" machen möchte, der nehme das Glas mit den Kräutern, schüttle es sanft und nehme nun den Deckel ab: Atmen Sie tief ein - und wenn der Duft stark ist, dann sind die Kräuter frisch und besonders wirksam! Wir können Licht also nicht nur essen, wir können es auch trinken.

Und das tun wir auch prompt: Wir bereiten uns eine Tasse köstlichen Kräutertee aus Holunderblüten, Eisenkraut, Ringelblumen und ein wenig Salbei zu, und während das Wasser brodelt, gönnen wir uns eine kleine Atempause. Das war schon ein anspruchsvoller Ausflug in die unmögliche und mögliche Welt der Alchemie und der Biophotonik, oder nicht? Puh! Wir nehmen unseren Tee, setzen uns gemütlich aufs Sofa und machen nun einen großen Sprung in die Welt von morgen. Denn mit einem Buch über Kräuter und Pflanzen ist es fast unmöglich, sich keine Gedanken über die Umwelt zu machen ...

Das Gelb des Löwenzahns – Forschung und Erkenntnis

»Was alle angeht, müssen alle lösen.«

Friedrich Dürrenmatt[11]

War der Mensch früher den Naturerscheinungen noch hilflos ausgesetzt, hat er in den letzten tausend Jahren versucht, die Natur zu kontrollieren. Das ist überaus menschlich, denn nichts macht uns mehr Angst, als den Naturgewalten schutzlos ausgeliefert zu sein. Der Mensch will auf Nummer sicher gehen, er hasst nichts mehr als unkontrollierte Überraschungen. Dennoch scheint es, dass diese Kontrolle vielleicht unser Ende bedeuten könnte. Das Ende wäre da, wenn nichts mehr blüht.

Drei Milliarden Jahre kam die Erde ohne Pflanzen aus, erst vor 450 Millionen Jahren begannen die ersten höheren Pflanzen mit der Besiedlung der Erde. Etwa 160 Millionen Jahren später übernahmen die Bedecktsamer langsam die Herrschaft, und soweit sie die Eiszeit überlebten, sind es diese Pflanzenarten, die bis heute mit ihrer Mannigfaltigkeit und ihrem Artenreichtum nicht nur das Herz eines Botanikers höher schlagen lassen. Zusammen mit den Tieren lebten sie in einer friedlichen Koexistenz zusammen: Pflanzen dienten den Tieren als Nahrung, und die Tiere schleppten dafür deren Samen und Pollen im Fell mit sich herum und sorgten somit für die Verbreitung.

Mit unserem ersten Schrei atmen wir Menschen Sauerstoff, den Pflanzen, vor allem Algen, produzieren und freisetzen. Bis heute sind eine Million Pflanzenarten bekannt. Sie sind in zwölf verschiedene Gruppen unterteilt, wobei die Algen schon allein neun Gruppen ausmachen. Samenpflanzen scheinen eher eine besonders gute Laune der Evolution zu sein, aber ihre Vita ist durchaus interessant - auch ohne botanisches Interesse. Dass ihre Verbreitung über Wind, Wasser oder Tiere erfolgt, kann sich jeder vorstellen. Aber dass Samen, wie zum Beispiel der des Löwenzahns, 68 Jahre lang in Ruhe ausharren können - also *ich* wusste das nicht. Pflanzen leisten vieles, was wir auch können, und vieles, was wir nicht können.

Die Evolution der Tiere und später die der Menschen wäre ohne die vorangegangene Evolution der Pflanzen nicht möglich gewesen. Trotzdem ist der Mensch, während des winzigen Bruchteils der Gesamtzeit, die er gebraucht hat, um zivilisiert zu werden, daran interessiert, das Pflanzenreich zu kontrollieren. Pflanzen aber keimen, wachsen, leben und vermehren sich, wie wir gesehen haben, auch ohne die Hilfe von Menschen. Aus verschiedenen Kombinationen von Wasser, Luft, Licht, Boden und Klima ziehen sie sich ihre größtmöglichen Vorteile. Sie setzen mit wenigen "Werkstoffen" eine biochemische Maschinerie in Gang, die ihresgleichen sucht. Es sind Anteile des Lichts der Sonne, die den Pflanzen die Energie liefern, die sie benötigen, um ein Kunststück von lebensnotwendigem Ausmaß zu produzieren. Es ist "ein perfektes Meisterwerk" und liest sich fast wie ein spannender Fantasy-Roman - nur mit dem sehr bedeutenden Unterschied, dass wir es hier mit der Realität zu tun haben: Mit Sonnenenergie, Kohlendioxid aus der Luft, Wasser und Mineralstoffen baut der Hauptdarsteller Pflanze organische Verbindungen auf. Der erste Akt dieses Naturthrillers heißt Photosynthese mit ihren vielen feinen, hochentwickelten biochemischen Prozessen auf den Nebenschauplätzen.

Tiere fressen nun die Pflanzen, um die molekularen Verbindungen der Pflanzen als Energie für ihre eigene Versorgung zu nutzen. Jetzt verschlingen Fleischfresser das Fleisch ihrer Opfer. Die Invasion einer geheimnisvollen und in ihrer Größe wahrlich unterschätzten Armee von Kleinstdarstellern wie Bakterien, Würmern und Pilzen zersetzt verrottete Pflanzenteile beziehungsweise Tierkadaver. Beim Akt des Werdens und Vergehens wird der Kohlenstoff aus dem Kohlendioxid der Luft wieder und wieder für biochemische Vorgänge der Zelle gebraucht. Er wird letztendlich zusammen mit Sauerstoff zu Kohlendioxid verbrannt und gelangt beim Ausatmen wieder in die Luft. Bei diesem fast atemberaubenden Tempo von Keimen, Wachsen, Befruchtung, Verblühen, Verwesung und Tod entsteht aber auch Wärme. Sie wird an die Umwelt abgegeben, und diese Wärme strahlt als infrarote Wärmestrahlung ins All ab. Das muss so sein, denn sonst würde sich die Erde in kürzester Zeit in einen Hochofen verwandeln.

Die Erde ist also ein perfekt inszeniertes Meisterwerk. Nur ein Darsteller scheint mit seiner Rolle nicht zufrieden und boykottiert, wo er nur kann: der Mensch. Dabei gelang es ihm in der Vergangenheit oft, seine Spuren zu verwischen. Doch die Natur hat ihre eigenen Beweise: Fotos von Satellitenbeobachtungen bestätigen die Erwärmung der Erde. Die Folgen kann kein Mensch abschätzen. Es existiert nur eine Ahnung davon, was kommen könnte, wie die Zunahme des Pflanzenwuchses in den hohen nördlichen Breiten. Dadurch würde sich mehr Biomasse bilden, die wiederum mehr Kohlendioxid bindet, und die globale Erwärmung verlangsamt sich. Doch auf der anderen Seite tauen Permafrostböden langsam auf, die gewaltige Mengen an Methan einlagern. Methan aus biologischen Quellen ist ein natürliches Treibhausgas, das die Wärme in den unteren Schichten festhält. Die Durchschnittstemperatur auf der Erdoberfläche steigt dadurch an. Tauen die riesigen Permafrostböden weiter auf, käme es zu einem sprunghaften Ansteigen der Methanbildung, und dieses Methan würde die Erde weiter aufheizen. Natürlich hat das Auftauen noch weitere negative Folgen, etwa die Wasserzunahme in den Flüssen und damit verbunden eventuelle Überschwemmungen, um nur einige negative Folgen zu nennen. Am anderen Ende der Welt nehmen durch längere, trockenere Sommer die Wurzeln der Pflanzen nicht genügend Wasser auf, um es dann, wie üblich, zum Teil über ihre Blätter durch Verdunstung an die Luft abzugeben. Die Folgen liegen auf der Hand: Die Pflanzen welken und sterben möglicherweise ganz ab, wodurch noch weniger Wasser an die Atmosphäre abgegeben wird. Schrumpft die Pflanzenpopulation weiter, reicht die Regenmenge nicht mehr aus, um Leben möglich zu machen. Der Spielfilm "Leben und Umwelt" geht also weiter, das Ende ist ungewiss. Sollte Darwin weiterhin recht behalten, dass die Tauglichsten überleben? Wer wird das Opfer: die Pflanze oder der Mensch? Und ist es das Risiko wert?

Stimmt, jetzt wurde es ein wenig philosophisch, doch Wissenschaft ist nicht immer ein Aneinanderreihen von Fakten. Ganz im Gegenteil. Bevor Naturgesetze entstehen, muss erst, wie Platon schon feststellte, eine Idee existieren. Danach versucht man, sie zu beschreiben. So entstehen Definitionen, die nichts anderes sind als die Beschreibung einer Erscheinung. Ein so entstandenes Gesetz hat so lange seine Gültigkeit, bis das Gegenteil bewiesen wird oder bis es sich als feste Größe in unsere Erkenntniswelt fügt. Wissenschaft ist Forschen mit Vernunft und Wahrnehmung. Doch die Wahrnehmung schlägt uns oft ein Schnippchen: Um einen Begriff genau zu definieren, kommen wir an unsere persönlichen Grenzen der Wahrnehmung. Die Art, wie ein Mensch seine Umwelt betrachtet, ist letztendlich von den jeweiligen Erfahrungen des Einzelnen in seiner persönlichen Vergangenheit abhängig. Erkennen wiederum bedeutet die wiederholte Prüfung des Angeschauten, die Verknüpfung der Gedanken (Assoziation) und die bewusste Umsetzung eines Gedankenbildes (Reflexion). Letztendlich bleibt für mich die Frage offen, ob bei allem vermeintlich schon Erforschten allein die wiederholte, intensive Wahrnehmung etwas Neues hervorbrächte. An dieser Stelle berühre ich mit meinen Zehenspitzen schon die glatte Eisbahn der hohen Kunst des Zen. Ginge ich nun mit großen Schritten weiter, würde ich unweigerlich auf die Nase fallen. Deshalb bleibe ich lieber sitzen in meinem kleinen Garten und sinniere höchstens über das Gelb des Löwenzahns.

Ich kann es einfach wahrnehmen und Schluss. Ich kann die Sache aber auch vertiefen und mich fragen, wie ich das Gelb beschreiben kann: Zur Mitte hin geht es in ein Orange über. Und zu welcher Tageszeit ist die Blüte wie weit geöffnet – und wie erscheint dann das Gelb? Was ist das für ein Gelb? Ich betrachte das Gelb des Löwenzahns näher. Was wäre, wenn ich ein kleines Insekt wäre? Was würde ich dann sehen? Lädt mich die gelbe Farbe ein, auf der Blüte zu verweilen? Oder ist es der Duft, den wir Menschen fast gar nicht wahrnehmen können? Ich stelle mir vor, ich wäre noch viel, viel kleiner als ein kleines Insekt. So klein, dass ich die chemischen Prozesse *sehen* könnte, die in den mikroskopisch kleinen Zellen stattfinden. Welche Moleküle machen die Blüte des Löwenzahns gelb? Welche chemischen Prozesse laufen im Innersten ab, damit der Mensch die Blüte als gelb empfindet?

Was will ich damit erreichen? Ich verinnerliche die Pflanze, indem ich mich auf etwas konzentriere, und damit schaffe ich einen Impuls zur geistigen Kreativität. Was passiert als Nächstes? Durch die Konzentration bekommt das Objekt eine Art Seele beziehungsweise Eigenleben. Fragen tauchen auf, die beantwortet werden möchten, Erfahrungen werden gesammelt, Erkenntnisse gemacht und schließlich werden die eigenen Grenzen erweitert. Ich klettere wieder aus der Blüte heraus und sehe die Welt um mich herum. Sie ist so riesig, aber im Vergleich zum Universum doch nur ein Staubkorn. Woraus sind die alltäglichen Dinge um uns herum gemacht? Aus wie vielen einzelnen Elementen bestehen sie? Wo fängt das Universum an, wo hört es auf? Lebe ich überhaupt, oder ist das Empfinden der Zeit nur eine Illusion? Ist meine Existenz eine Fata Morgana? Die menschliche Existenz nur unsere Wahrnehmung?

Das sind keineswegs nur esoterische Fragen. Mit ähnlichen Fragen haben sich schon Physiker wie Albert Einstein, Werner Heisenberg, Niels Bohr, John Archibald Wheeler, Stephen Hawking und viele andere beschäftigt. Wie man sieht, ist es einfach, vom Hundertstel ins Tausendstel zu kommen. Wenn sich dann der Kreis schließt, bekommt man eine Idee des großen Zusammenhangs. Wir beobachten das Kleine und stellen fest, dass es auch im Großen funktioniert. Jetzt fangen wir an zu vermuten, dass die Natur ihre Gesetzmäßigkeiten (Quantensprünge inklusive) hat und dass scheinbar alles miteinander in einem Zusammenhang steht. Wir betrachten die Geschichte der Erde und stellen fest, dass die Pflanzen schon lange vor uns da waren - und wahrscheinlich noch da sein werden, wenn wir nicht mehr sind. Die Natur ist nicht selbstverständlich für uns da. Fangen wir jetzt an, Verantwortung zu übernehmen, dann können wir uns vielleicht noch lange an dem Gelb eines Löwenzahns erfreuen und uns weiterhin in die Frage versenken, wie gelb seine Blüte ist ...

2. Teil

Ein Salbei auf der Fensterbank:

Die Praxis für Garten, Balkon, Küche und Gesundheit

Die grünen Plaudertaschen

Es gibt Menschen, die schwören darauf, dass sie mit ihren Pflanzen sprechen können. Doch noch immer streiten sich die Gelehrten darüber. Pflanzen können zwar nicht in dem Sinne sprechen, wie wir Menschen es tun, aber heißt das denn auch, dass sie nicht kommunizieren können? Je intensiver die Forschung um unsere grünen Freunde wird, umso klarer wird auch, dass sie reden, plaudern, sogar schreien und hören können.

Schon seit Urzeiten machen die Menschen sich Gedanken darüber, wie Pflanzen auf die Menschen wirken und umgekehrt. Im alten Griechenland nimmt die Pflanze die Stellung eines Bindeglieds zwischen unbelebter Natur und Tier ein. Es war Aristoteles, der es zuerst wagte, die Frage aufzuwerfen, ob Pflanzen eine Seele haben. Letztendlich spricht er ihnen eine Art spezifische Pflanzenseele zu, ordnet sie aber mehr oder minder auf der Stufe toter Materie ein. Thomas von Aquin nimmt den Gedanken des pflanzlichen Seelenlebens wieder auf und stellt sogar Vergleiche zwischen Pflanzen und Menschen hinsichtlich der diametralen Anordnung ihrer Organe zur Nahrungsaufnahme und Fortpflanzung an. Rudolf Steiner greift diese Reflexionen auf und entwickelt seine Theorien, über die wir in einem der vorangegangenen Kapitel bereits gelesen und die bis in unsere heutige Zeit in einer wachsenden Fangemeinde ihre Gültigkeit haben.

Die Philosophen in den Zeiten der beginnenden Industrialisierung verwerfen die Idee eines inneren Seelenlebens von Pflanzen zum Teil völlig. Für sie sind sie höchstens anorganische Stoffe, aber von Seele keine Spur. Mit den Jahrhunderten werden Pflanzen weiter katalogisiert, aber erst im 19. Jahrhundert wird die aristotelische Idee einer Pflanzenseele wieder aufgenommen. Es hat sich bis dahin einiges getan: Carl von Linné nahm eine erste systematische Gliederung und Beschreibung von Pflanzen vor, Darwin verfasste 1875 ein umfassendes Werk über das Bewegungsverhalten der Pflanzen, *The Power of Movement in Plants (Das Bewegungsvermögen der Pflanzen*, 1881*)*, und Ernst Haeckel teilte sie in Hauptarten ein und beschrieb zum ersten Mal die Photosynthese. In seiner berühmten Rede vor der kaiserlichen Akademie in Wien 1908 spricht Haberland den Pflanzen eine eigene Sensibilität zu. 1974 erklärt Anthony Huxley in seinem Buch *Das fantastische Leben der Pflanzen* (Original: *Plant and Planet*) eine Reihe pflanzlicher Fertigkeiten. Ein interessantes Buch über die verblüffenden Parallelen zum menschlichen Leben. Der Autor dreht das Blatt des Lebens im wahrsten Sinne um und beschreibt aus der Sicht "unserer grünen Mitbewohner" den Planeten, auf dem wir leben - ein "Must-have" für alle Pflanzenliebhaber. Doch auch wissenschaftlich interessierte Leser kommen auf ihre Kosten, wird die Evolution doch einmal aus einer komplett anderen Perspektive beschrieben.

Es gibt mittlerweile verschiedene Beispiele der biochemischen Kommunikation von Pflanzen. Sie haben ihre eigene Sprache, und es obliegt uns Menschen, diese zu entschlüsseln und sie für uns nutzbar zu machen. So haben Pflanzen allerlei Gesprächsstoff, der sich meist darum dreht, wie sie sich vor den Angriffen von Schädlingen schützen können. Ein Pflanze, das kann eine Blume oder eine Tomatenpflanze sein, steht an einem Fleck und kann sich nicht bewegen. Deshalb ist sie ein wenig von menschlicher Hilfe für die richtige Menge an Wasser und Licht abhängig. Aber nicht nur die Menschen, auch die Insekten leisten ein gutes Werk für die Pflanzen: Sie helfen ihnen bei der Befruchtung. Dabei sind die Pflanzen recht erfinderisch. Um von diesen kleinen Helfern entdeckt zu werden, leuchten sie in bestimmten Farben oder ultravioletten Mustern, die von uns Menschen gar nicht wahrgenommen werden können. Oder/und sie duften ganz verführerisch, um mit den kleinen Gehilfen anzubändeln. Meist sind auch diese Duftbouquets für unsere menschliche Nase nicht wahrnehmbar.

Aber nicht nur die Helfer, auch die Feinde der Pflanzen nähern sich ihnen - und was soll eine Tabakpflanze tun, wenn sich ihr die Raupe des Tabakschwärmers nähert? Trick 17! Sie reagiert mit einem, wie die Biologen sagen, differenzierten Krisenmanagement. Klingt spannend, und genau das ist es auch, zumindest für die Biologen: Anstatt einen aussichtslosen Kampf gegen nikotinresistente Raupen zu beginnen, lassen sie die Feinde einfach ihre Blätter fressen. Währenddessen transportieren sie die für die Photosynthese benötigten Stoffe aus den Blättern in die Wurzel. Dort werden sie wieder aktiviert, nachdem die Raupen ihre Fressorgie beendet haben und zur nächsten Pflanze ziehen. Außerdem enthält der Speichel der Raupe eine Substanz, die die Fettsäuren der Tabakpflanzen verändert. Diese erkennen, dass sie gefressen werden und senden chemische Hilferufe an Insekten, die jetzt herbeieilen, um die Raupen zu fressen. Die Feinde der Raupen haben nun leichtes Spiel mit ihnen, denn, während sie sich an den Tabakblättern gütlich taten, haben die Tabakblätter zusätzlich Stoffe entwickelt, die die Verdauung der Raupen ruinierten. Sie sind nun nicht mehr so kräftig, wie sie sein sollten, um die Angriffe ihrer herannahenden Feinde erfolgreich abzuwehren, und werden gefressen.

Und was machen die Kohlpflanzen? Die bewahren in unterschiedlichen Speichern einmal ungiftige Senfölglykoside und einmal einen Aktivator auf. Wird nun das Blatt angeknabbert, so wird die Zellwand zerstört und die beiden Stoffe kommen miteinander in Kontakt. Forscher haben herausgefunden, dass die chemischen Vorgänge bei den Kohlpflanzen mit denen vergleichbar sind, die in unserem menschlichen Körper bei Entzündungen ablaufen. Während sich weiße Blutkörperchen bei uns Menschen auf den Weg machen, um die Eindringlinge abzuwehren, explodiert die chemische Bombe in Kohlpflanzen regelrecht: Der Aktivator spaltet die Glykoside in giftige Senföle auf. Eine tödliche Dosis für den knabbernden

Feinschmecker. Nur der Kohlweißling, eine Schmetterlingsart, und der Mensch überleben diesen Giftcocktail.

“Giftcocktail” ist ein schönes Überleitungswort für das nächste Kapitel. Das Dorf und die Umgebung nahe der Schwäbischen Alb, wo meine Eltern eine lange Zeit lebten, waren bekannt für die Verfolgungen von Hexen. Den kräuterkundigen Frauen wurde einiges in die Schuhe geschoben, da sie für die Dorfbewohner oft rätselhafte Rituale vollzogen. Und obwohl den weisen Frauen oft Respekt und Verehrung entgegengebracht wurden, mussten sie im wahrsten Sinne des Wortes ihren Kopf hinhalten, wenn im Dorf etwas Unerklärliches, meist Tödliches, geschah. Dennoch blieben einige Rituale bis heute erhalten und wurden ergänzt, und von einigen davon handelt das folgende Kapitel. Es geht um ...

Magische Kräuter und die Magie der weisen Frauen

Mein Telefon klingelt. Es ist eine Freundin, die wissen möchte, ob es irgendwelche geheimnisvollen Kräuter gibt, die sie sich um den Hals binden, unter das Bett legen oder essen soll, damit sie endlich und schnell schwanger wird. Manche von Ihnen werden jetzt darüber lächeln, mit dem Kopf schütteln oder dieses Kapitel einfach überspringen. Sehen wir es einmal so: Die einen schicken Wünsche ins Universum, andere arbeiten mit der Magie der Kräuter und wiederum andere wundern sich nur, warum manchen Menschen das Glück so hold ist.

Die Kenntnis über die Magie der Kräuter ist so alt wie die Menschheit – und egal, ob wir an Geister, Hexen oder Politiker glauben, die Wissenschaft wird die Wirkung nur bestätigen, wenn sie sich eines Tages damit beschäftigen wird. Nun, wir sind aufgeklärte Menschen, und trotzdem zieht die Macht des

Unerklärbaren uns in ihren Bann. Warum auch nicht, wenn wir dabei wir selbst bleiben? Außerdem macht es Spaß, damit herumzuexperimentieren - und wer weiß, was für Geheimnisse wir noch entdecken können ...

Die Wirkung der magischen Kräuter basiert darauf, dass alles, ob Computer, Katze, Mensch oder Pflanze, aus Atomen besteht, die eine bestimmte Schwingung beziehungsweise Energie haben. Die Art unserer Bedürfnisse ist ausschlaggebend dafür, welche Pflanze eingesetzt werden soll, denn die ausgewählten Kräuter entsprechen den Schwingungen unserer Wünsche. Wer nicht an die Macht der Kräuter glaubt, es aber doch einmal ausprobieren möchte, sollte dabei nicht halbherzig an die Sache herangehen. Empfehlenswert ist, mit den kleinen Wünschen anzufangen, um sich dann zu den großen vorzuarbeiten. Denn das Vertrauen in die eigene Handlung wächst nur, wenn die ersten kleinen Wünsche in Erfüllung gegangen sind.

Damit komme ich zu einem wichtigen Punkt: dem Ritual. Wie das persönliche Ritual aussehen soll, bestimmt jeder selbst. Man könnte natürlich warten, bis Vollmond ist oder es Sommer wird oder das Sternzeichen Jungfrau im Mond steht, doch niemand muss so strikt sein. Denn es schränkt ein und nimmt der Handlung die Spontaneität. Schön wäre es, sich einen kleinen Platz in der Wohnung zu suchen, einen Tisch, den Kaminsims oder eine Kommode, um ihn mit Kerzen, Räucherwerk und Blumen einzuweihen. Wer mag, kann das Ritual in der freien Natur vollziehen, an einer individuell gewählten Stelle, die dem inneren Ich zusagt. Wer oft in der Natur ist, der weiß sicherlich schon genau, wo dieser Platz ist.

Wichtig ist nur, dass man dort nicht abgelenkt wird, damit man sich konzentrieren kann.

Nun kann es losgehen. Erst einmal visualisiert man den Wunsch oder das Bedürfnis. Dazu braucht es ein wenig Fantasie und ein bisschen Übung, deshalb ist es nicht schlecht, mit den kleinen Wünschen anzufangen. Zunächst wird eine Handvoll getrockneter Kräuter oder Samen in eine Schale gelegt. Meditativ wird nun versucht, die Schwingungen der Kräuter oder Samen aufzunehmen. Es hilft zu Beginn sehr, sich mehrmals über die Schale zu beugen und die Kräuter oder Samen mit der Hand, mit der man gewöhnlich im Alltag schreibt und arbeitet, zu berühren und sie durch die Hand rinnenzulassen. Man verbleibt mit der Hand einige Sekunden bei den Kräutern, um ihre Schwingungen aufzunehmen. Wer mag, kann dabei mit wenigen und einfachen Worten seinen Wunsch aussprechen, zum Beispiel: “Sonnenblume, Sonnenblume, lass mich schwanger werden!” In diesem Fall werden die Samen verwendet. Jetzt sollte man visualisieren und fühlen, wie die Energie der eigenen Fingerspitzen in die Samen eindringt. Sobald die Hände anfangen zu prickeln, ist die Energieübertragung abschlossen und der Samen der Sonnenblume “aufgeladen”. Wenn man noch eine weitere Pflanze dazugeben möchte, bei diesem Beispiel wäre es der Samen der Mohrrübe, legt man diese dazu und “beschwört” das Ganze aufs Neue. Ich persönlich würde die Samen einige Stunden nach der Beschwörung in einen kleinen Stoffbeutel stecken und mir diesen um den Hals binden. Man kann sie natürlich genauso gut auf seinen eigenen Hausaltar legen. Da man sicherlich mehrmals am Tag daran vorbeikommt, visualisiert man immer wieder seinen Wunsch. Zwischen dem dritten und siebten Tag würde ich die Samen zu einer ruhigen Stelle im Wald bringen und nach einer erneuten Visualisierung meines Wunsches die Kräuter in der Erde vergraben. Wer mehr über die Magie der Kräuter wissen möchten, dann empfehle ich das Buch *Enzyklopädie der magischen Kräuter* von Scott Cunningham. Übrigens: Die Tochter meiner Freundin ist jetzt vier Jahre alt.

Wem das zu viel Hokuspokus ist, der kann zumindest nicht von der Hand weisen, dass es vor allem die weisen Frauen waren, die uns ein enormes, in unserer heutigen Zeit zum Teil verschüttetes Wissen als Erbe hinterließen. Interessant dabei ist, dass ihr Wissen meist genügte, um ein Kind auf die Welt zu bringen. Nur selten verloren sie eines. Und Kräuter spielten bei Schwangerschaft und Geburt eine große Rolle, etwa Gewebe festigender, interagierender Himbeerblättertee, der die Gebärmutter leichter auf die Wehen einstellt. Duftende Frauenkräuter streute man auch auf das Wöchnerinnenbett: Beifuß, Mariendistel, Quendel, Johanniskraut, Frauenminze, Gänseblümchen und Mariengras. Sie erfrischten nicht nur, sondern hielten auch die bösen Geister von dem Neugeborenen fern. Dazu wurden nach der Geburt Sitzbäder und Waschungen mit Beinwell, Kamille und Frauenmantel gemacht oder Kräuterbiere und Tees aus Dill, Anis, Kümmel, Fenchel oder Möhrensamen hergestellt, um den Milchfluss anzuregen. Bei zu starker Monatsblutung half (und hilft!) der Sauerdorn, bei schmerzhafter Menstruation der Dost, die römische und die echte Kamille, bei zu schwacher Blutung Beifuß, Himbeerblätter, Kamille, Ringelblumen und viele andere Kräuter.

Wem das immer noch zu magisch ist, der kann zumindest den Zauber der Natur nicht von der Hand weisen, den sie entfaltet, wenn wir uns ihr nähern, uns in ihr bewegen oder im eigenen Garten arbeiten. Diese Magie wird bei der Therapie von Suchtkranken, Unfallopfern, Rollstuhlfahrern und Blinden mit immer größer werdendem Erfolg eingesetzt. Dann muss es uns genauso helfen, in der Erde zu buddeln, Blumen zu pflanzen oder Kräuter sprießen zu lassen. Wie auch immer: Im Garten zu arbeiten, streichelt die Psyche und schult Motorik sowie Sensorik. Es sind die Düfte der Kräuter, die Farben der Blumen, die Freude, etwas blühen zu sehen, was man mit eigener Hand erschaffen hat. Ab und an ertappe ich mich sogar dabei, wie ich das eine oder andere Wort mit meinen grünen Freunden wechsle. Und ist es nicht ein wunderbar befriedigendes und glückliches Gefühl, die eigenen Tomaten, Gurken und Kartoffeln zu essen? Einkaufen im Supermarkt, zumindest was das Gemüse betrifft, hat sich erledigt, und die Kräuter sind, selbst gezogen, schnell zur Hand, um dem einen oder anderen Gericht noch den letzten Schliff zu geben.

Lassen Sie mich Ihnen an dieser Stelle einige mir besonders lieb gewordene Kräuter vorstellen. Sie sind leicht anzubauen und in der Küche sowie in der Hausapotheke vielseitig verwendbar.

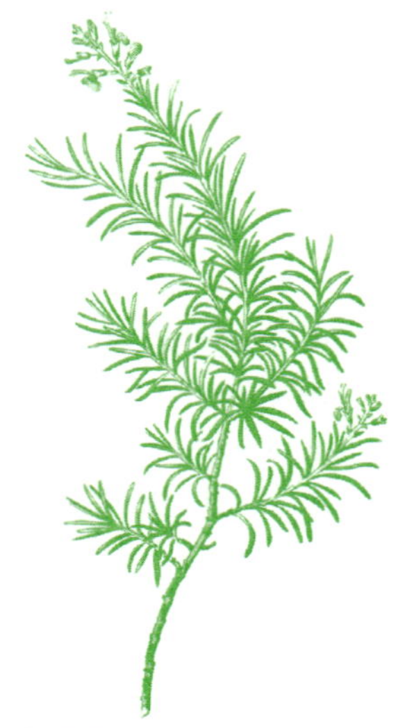

Rosmarin (Rosmarinus officinalis)

Rosmarin (Rosmarinus officinalis)

Es wird erzählt, dass zur Pestepidemie in Südfrankreich im 17. Jahrhundert vier Räuber die Häuser der Pestkranken plünderten und sich dabei nicht ansteckten. Nachdem man sie erwischte und zur Todesstrafe verurteilte, versprach man ihnen die Freiheit, wenn sie den Ratsherren ihr Geheimnis verraten würden, wie sie sich vor der Ansteckung geschützt hatten: Es war der Essig von vier Kräutern, die eine besonders starke keimtötende Wirkung haben. Damit hatten sich die Räuber vor ihren nächtlichen Streifzügen eingerieben. Welche Kräuter es waren, darüber gehen die Meinungen auseinander, sicher ist aber, dass Rosmarin und Thymian mit von der

Partie gewesen sind (die anderen sollen Salbei und Lavendel beziehungsweise Zimt und Angelika gewesen sein). Und wer kennt ihn heute nicht, diesen etwas stacheligen Gesellen, der bei uns in Mitteleuropa inzwischen gut bekannt ist, aber viel zu wenig in der Küche verwendet wird? Er ist ein immergrüner Strauch mit blauvioletten Blüten, der im Mittelmeerraum heimisch ist und auch in unseren Gärten gezogen wird. Rosmarin war in der Vergangenheit oft das Sinnbild der ewig grünenden Liebe, und so verwundert es nicht, dass der Rosmarin auch den Namen "Hochzeitskraut" trug. Man sagte ihm auch nach, dass der Rosmarin böse und neidische Geister der Brautleute vertrieb. Sein Heilmittelschatz liegt in seinen Zweigspitzen mit deren Blättern und Blüten. Zerreibt man die Blüten oder Blätter zwischen den Fingern, so entströmt sofort ein wunderbarer Duft, der an den letzten Frankreichurlaub erinnert. Zerbeißt man ein Blatt, so überwältigt uns eine würzige Schärfe, die leicht ins Bittere geht. Rosmarin bringt frischen Atem, räumt den Magen auf und gibt verlorene Kräfte zurück. Zu Hause zünde ich mir gerne eine Duftlampe mit ätherischem Rosmarin- und Pfefferminzöl an, wenn ich schlecht geschlafen habe, und der Tag ist gerettet. Rosmarin regt den Kreislauf an und klärt den Kopf. Er ist das Erste-Hilfe-Mittel nach einer "durchgemachten" Nacht. Nach einem kurzen Morgenbad mit drei, vier Tropfen Rosmarinöl fühle ich mich frisch und voller Energie.

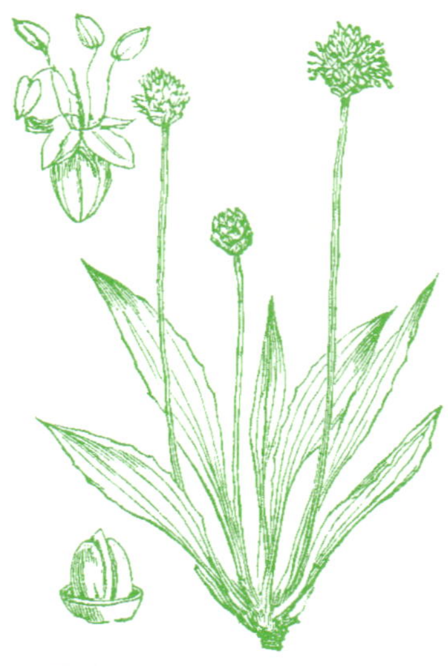

Spitzwegerich (Plantago lanceolata)

Spitzwegerich (Plantago lanceolata)

Seit dem 11. Jahrhundert ist der Wegerich als Pflanze mit starker blutstillender Kraft bekannt. Man erzählte sich damals die Legende von der Schlange, die von einem Kaufmannswagen überfahren wurde: Die Schlange kroch mit letzter Kraft zum Wegerich, biss ein Stück ab, kaute es durch und legte den Brei auf ihre Wunde. Durch diese Behandlung genas die dem Tode geweihte Schlange vollkommen. Der Spitzwegerich ist daneben vor allem eine alte Lungenheilpflanze, die trockene und grasige Standorte bevorzugt. Diese etwa 50 Zentimeter hohe Pflanze hat lanzettförmige Blätter, deren Schleimstoffe die gereizten Innenflächen in der Lunge überziehen und damit schützen.

Aber auch die enthaltene Kieselsäure wirkt sich auf die Lunge aus: Sie festigt deren Gewebe, und die enthaltenen antibakteriellen Stoffe bekämpfen schädliche Bakterien. Frische Blätter oder Tee helfen äußerlich auch bei Hautentzündungen und Insektenstichen, innerlich werden sie zur Blutreinigung angewandt.

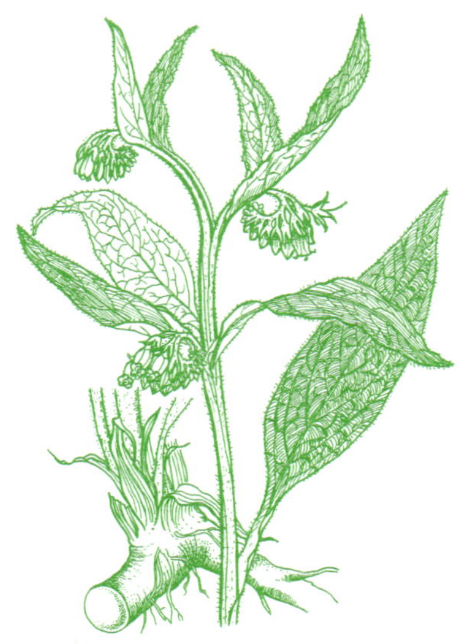

Echter Beinwell (Symphytum officinale)

Echter Beinwell (Symphytum officinale)

Der Beinwell ist eine Pflanze, die ich besonders liebe. Aus einem kleinen Stück Wurzel wächst bald eine Pflanze, die es leicht auf 1,50 Meter bringt, wenn man sie frei auspflanzt. Die Bienen lieben ihre violetten bis weißen Blüten. Die Blätter sind leicht lanzettförmig, fleischig und etwas stachelig. Das kommt von den Blatthaaren, die man am besten mit Handschuhen anfasst. Man kann die jungen Blätter - vor allem die des englischen Beinwell, des Comfrey - abschneiden und die Haare mit einem Nudelholz platt walzen, dann stechen sie nicht mehr. Fein geschnitten kommen sie nun in Salate oder als Garnierung auf die Suppe, da sie einen gurkenähnlichen

Geschmack haben. Aus dem 1. Jahrhundert n. Chr. stammt der Bericht des Militärarztes Dioskurides, der diese Pflanze bei Knochenbrüchen, Verletzungen und Wunden einsetzte. Auch Sehnen und Bänder werden durch Beinwell gestärkt und geheilt. Beinwell hilft daneben bei Sehnenscheidenentzündungen, Verstauchungen, Überdehnungen, Geschwüren, Nagelbettentzündungen, Frostbeulen, Blutergüssen sowie schlecht verheilenden Narben. Ich zum Beispiel nehme die klein geschnittene Wurzel und mache mir eine Salbe für meine Krampfadern, wenn sie mich wieder einmal ärgern. Das hilft auch bei geschwollenen Beinen, wenn die Ursache ein Venenleiden ist - Salbe drauf, Verband darum und am besten hinlegen. Die Blätter, die ich nicht verwende, schneide ich im Herbst ab und lege sie auf meinen Komposthaufen: Etwas Besseres gibt es nicht, um im nächsten Jahr eine extrem nährstoffreiche Erde zu bekommen.

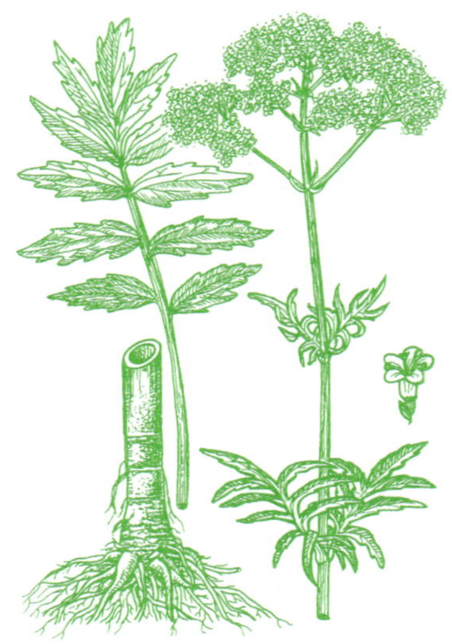

Echter Baldrian (Valeriana officinalis)

Echter Baldrian (Valeriana officinalis)

Auch der Baldrian war dem Arzt Dioskurides als geschätztes Heilkraut bekannt, genauso wie Hippokrates, Hildegard von Bingen und Paracelsus. Sie alle schworen auf ihn als wärmendes, menstruationsförderndes und harntreibendes Mittel. Er wurde sogar im 15. Jahrhundert als Liebesmittel verwendet, und der neapolitanische Rechtsgelehrte Fabio Colonna hat dem Baldrian zwei Jahrhunderte später ein Buch gewidmet. Da er unter Epilepsie litt und ein Heilmittel für sein Leiden suchte, stieß er bei seinen Studien auf den Baldrian und wurde geheilt. In seinem Werk ist dieser auch erstmalig als großes Nervenmittel beschrieben, was er dank seiner entkrampfenden Wirkung auf das zentrale Nervensystem des Menschen noch heute ist. Der Baldrian ist ein luftig-leichtes Pflänzchen mit grazilem Stängel und zarten Blättern. Die Germanen sahen in ihm die Kräfte ihres Gottes Baldur, des Gottes des Lichtes, der Reinheit und der Güte. Die Wurzel der Pflanze hat einen sehr intensiven Geruch, und wer schon einmal einen Tee aus dieser Wurzel getrunken hat, der weiß, wovon ich spreche: Die Wurzel riecht nach Katzenharn. Vielleicht gebärden sich die Katzen deshalb so toll, wenn sie den Baldrian riechen ... Pfarrer Kneipp beschrieb die Wirkung des Baldrians so: “Alle Formen von nervösen Zuständen, ob im Krampf oder Schmerz, verlangen den Baldrian.” Er fördert also die Entspannung, macht aber nicht müde, sondern hilft bei nervösen Einschlafstörungen. Er hilft daneben bei großer Erschöpfung, Überarbeitung und der damit oft verbundenen massiven Anspannung. Außerdem soll Baldrian - vor allem bei älteren Menschen - die Augen stärken.

Schafgarbe (Achillea millefolium)

Man trifft nur selten einen Menschen, der nicht weiß, wie diese alte Heilpflanze aussieht: So sind meist schon unsere Kindheitserinnerungen mit ihr verknüpft, da wir sie beim sonntäglichen Spaziergang sahen, wenn sie uns am Wegesrand ihre filigranen Blätter entgegenstreckte. Wahrscheinlich ist es ihrer anmutigen Schönheit zu verdanken, dass man sie im Mittelalter dem Planeten Venus zuordnete. Der Venus wurden damals die Blase und die Nieren zugeordnet, und selbst heute können wir labortechnisch nachweisen, dass die Schafgarbe einen hohen Gehalt an Kalium hat und damit die Niere und die Blase stärkt, ohne sie zu reizen. Daneben benutzte man die Schafgarbe zur Behandlung von Krampfadern und Hämorrhoiden. Wie klug die Alten damals doch schon waren! In ihrem lateinischen Namen verbirgt sich auch eine weitere Verwendung: *Achillea* ist der Name des Helden, der beim Kampf um Troja an der "Achillessehne" verletzt wurde. Und nicht nur Aphrodite riet ihm, die Schafgarbe als Wundkraut zu verwenden; es ist anzunehmen, dass Achilles sich der Wirkung bewusst war, denn er war der Schüler des Zentauren Chiron, der ihn in die Kräuterheilkunde eingewiesen hatte. Aber warum heißt die Schafgarbe Schafgarbe? Auch hier ist man um eine Geschichte nicht verlegen: Hirten beobachteten, dass ihre kranken Schafe das Kraut fraßen und gesund wurden - und der Ausdruck Garbe kommt aus dem Althochdeutschen: *garwe* = der Gesundmacher. Die Schafgarbe ist ein sehr vielseitiges Heilkraut. Es enthält neben ätherischem Öl auch Bitterstoffe, Inulin, Gerbstoffe, Eiweiß, Mineralien und Spurenelemente wie Kalium, Schwefel, Kalzium,

Phosphor etc. Die Liste ist lang! So auch die Liste der Wirkungen: entzündungshemmend, blutstillend, antiseptisch, blutbildend, blutreinigend, anregend, tonisierend. Wegen ihrer Bitterstoffe wird sie heute bei krampfartigen Magen- und Darmstörungen eingesetzt.

Weißer Senf (Sinapis alba)

Senf - diese würzige gelbe Paste mit der breit gefächerten Geschmacksvielfalt und den verschiedensten Körnungen kennt jeder. Doch haben Sie schon einmal eine Senfpflanze gesehen? Die winzigen Samen des Sinapis alba wachsen zu Pflanzen von einer recht stattlichen Höhe von 1,30 Metern heran. Aus dem Mittelmeerraum stammend wird Senf schon seit Jahrtausenden als Würz- und Heilkraut verwendet. Durch den Handel in der Römerzeit kam er frühzeitig nach Mitteleuropa, wo er sich einbürgerte und wild wuchs. Man verwendete nicht nur den Samen, sondern aß auch die Blätter als Salat, und im Mittelalter wurde auch die Senfblüte für die Heilkunde entdeckt. In Form von Senfpflastern oder -umschlägen wurde Senf bei Atemwegskatarrhen und rheumatischen Beschwerden eingesetzt. Dioskurides empfahl ihn bei Epilepsie, Milz- und Leberleiden, und der englische Kräuterarzt Culpeper verschrieb Senf für eine Vielzahl von Beschwerden: von Verdauungsstörungen über Erkältungskrankheiten bis hin zu Zahn- und Gelenkschmerzen, Hautproblemen und steifem Hals. Überall dort, wo eine starke Durchblutung der Haut gewünscht wird (bei Hexenschuss, Bronchitis und Rippenfellentzündung), können die zerstoßenen Körner, mit Wasser vermischt, als Umschlag eingesetzt werden.

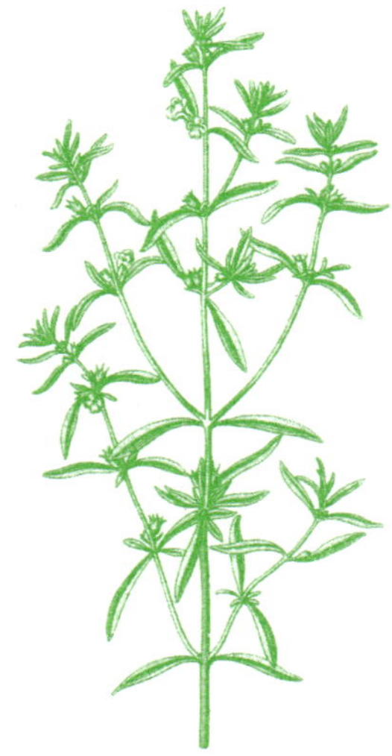

Bohnenkraut (Satureja hortensis)

Bohnenkraut (Satureja hortensis)

Es stammt aus dem Mittelmeerraum und gehört zu der Familie der Lippenblütler. Seine schmalen, nadelähnlichen Blätter sitzen an stark verzweigten Trieben. Bohnenkraut ist ein bis zu 50 Zentimeter hoch werdendes Kraut, und seine verzweigten Stängel sind leicht mit Flaum besetzt. Die kurzen Stiele der Blätter sind sehr schmal und lanzettförmig, die rosafarbenen bis violetten Blüten erscheinen von Juli bis Oktober. Auch Bohnenkraut gehört zu den Kräutern, die schon im alten Rom als Küchenkraut und Heilpflanze bekannt waren; außerdem glaubten die Römer an seine Wirkung als Aphrodisiakum - und sie hatten recht: Das Bohnenkraut ist tatsächlich eine Pflanze zur Stärkung der Potenz und der Libido.

Aber auch im Mittelalter war man fest davon überzeugt, dass das Bohnenkraut die “unkeuschen Begierden” fördert und den “ehelichen Vollzug” ... Bohnenkraut wird bei Verdauungsproblemen wie Blähungen, Koliken und Durchfall eingesetzt. Durch den Gehalt an ätherischem Öl gilt es als krampflösend und magenstärkend; es soll die Darmtätigkeit regulieren und helfen, schwere Speisen besser zu verdauen. Menschen mit empfindlichem Magen wird Bohnenkraut als Pfefferersatz empfohlen. Tee aus Bohnenkraut hilft, Husten und Erkältungen zu lindern, weil es Feuchtigkeit und Schleim transformiert.

Bärlauch (Allium ursinum)

Schon bei den Germanen galten der Fuchs, der Wolf und der Bär als Seelentiere, sie haben unsere Vorfahren besonders beeindruckt. Das fällt speziell den Müttern auf, wenn sie ihren Kindern die alten Märchen vorlesen. Einer der drei ist meist dabei. Der Bär nun galt bei den Germanen als Frühlingsbringer, der als kraftvolles Urwesen mit seiner Kraft und Stärke die Macht des Winters brechen konnte - und der Bärlauch steht als Pflanze für diese Stärke. Er ist eine alte Heilpflanze, die nur von Ende April bis Ende Mai wächst. Sie reinigt, erneuert, bricht das Verhärtete der Wintermonate, erwärmt den Körper - und macht ganz einfach "bärenstark"!

Der Bärlauch entfaltet im Frühjahr seine stärksten Kräfte. Er hat wie alle Lauchgewächse einen hohen Gehalt an ätherischem und schwefelhaltigem Öl, das heißt, dass der deftig riechende Bärlauch nur so strotzt vor anregenden, entgiftenden und reinigenden Wirkungen.

> Doch ACHTUNG!
> ***Bärlauchblätter nicht mit den GIFTIGEN Maiglöckchenblättern verwechseln! Ein zwischen den Fingern zerriebenes Bärlauchblatt duftet intensiv nach Knoblauch!***

Der Bärlauch ist ein großer Blutreiniger. Er hilft dem Körper also von innen heraus, chronische Hautausschläge und Flechten zu heilen. Er hat einen hohen Gehalt an Senfglykosiden und wirkt deshalb auch anregend auf die Verdauung. Und schließlich hat er noch eine bakterizide Wirkung auf den

Darm, das heißt, er bewirkt einen Aufbau der Darmflora, ohne die nützlichen Darmbakterien, die der Körper zur Verdauung braucht, zu zerstören. Deshalb eignet er sich auch besonders zum Aufbau der Darmflora nach Antibiotika- und Sulfonamidengebrauch. Und wie sein Vetter, der Knoblauch, hilft er ebenfalls bei Arterienverkalkung und Bluthochdruck. Durch seinen Schwefelgehalt kann Bärlauch dem Körper helfen, Umweltgifte wie Quecksilber, Lindan oder Cadmium abzubauen, denn seine Wirkstoffe binden diese schädlichen Stoffe. Als Beimengung zum Salat, in Quark, Joghurt, Soßen und Marinaden wird er in der Küche verwendet. Probieren Sie einmal Eiersalat mit Bärlauch oder die frischen Blüten im Salat! Vielleicht dünsten Sie die Blätter und Blüten vorher kurz an, dann ist der Bärlauch auch besser verdaulich für alle, die keinen Bärenmagen haben.

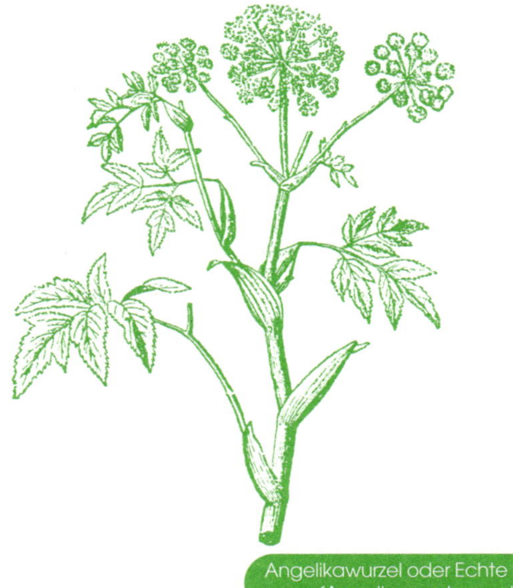

Angelikawurzel oder Echte Engelwurz
(Angelica archangelica)

Angelikawurzel oder Echte Engelwurz (Angelica archangelica)

Eine majestätische Pflanze, deren große Blüte durch ihre breite Fläche viel Sonnenenergie aufnimmt, um dann die ganze Kraft der Sonne durch ihren hohlen Stängel in ihre tiefen und weitverzweigten Wurzeln zu bringen. Sie hat die Kraft der Sonne und gibt Lebenskraft, Energie, Herzkraft und Vitalität! Beherrscht wird sie von Jupiter, sie hat also nährende Eigenschaften und widersteht zudem Saturn und seinen Krankheiten: Epidemien, Siechtum, chronische Krankheiten, Mutlosigkeit, Verzweiflung, Angst (deshalb auch früher "Angstwurz" genannt). Außerdem bringt sie Freude in dunkle Stimmungslagen.

Am besten wird die Wurzel eingelegt in Wein oder Schnaps; in abgeschwächter Form kennt man sie aus dem *Klosterfrau Melissengeist*. Die Wurzel der *Angelica archangelica* galt im Mittelalter als Allheilmittel, da sie eine keimabtötende Wirkung hat. Als die Pest über das Land zog, schützten sich die Ärzte mit der Angelikawurzel, auch Engelwurz genannt, gegen eine Ansteckung bei ihren Patienten. Angelika finden wir nicht nur im Wald, sondern auch auf feuchten Wiesen. Sie ist 80 bis 100 Zentimeter hoch und duftet aromatisch süß und angenehm. Schon beim Graben dringt uns der Wohlgeruch in die Nase. Sie ist eine der heilkräftigsten Pflanzen in unseren Breiten und trägt ihren Namen, weil sie die Heilkraft eines Erzengels hat: *Angelica archangelica*.

Frauenmantel (Alchemilla)

Die Lieblingspflanze der Alchemisten war der Frauenmantel. Wenn sie beschrieben wurde, klang es fast wie ein Märchen: "Jeden Morgen findet man in den so wunderschön gefalteten Blütenblättern eine glänzende Zauberperle ..." Den Wassertropfen, der stehen bleibt, wenn der Tau verdunstet ist, verehrten die Alchemisten im Mittelalter als Himmelstropfen und versuchten, damit den Stein der Weisen herzustellen. Der Tropfen entsteht, wenn bei hoher Luftfeuchtigkeit an den Blatträndern aktiv Wasser herausgepresst wird, und dieses Wasser fließt manchmal in der Mitte zu einem Tropfen zusammen. Der Frauenmantel spielte bei den Alchemisten offenbar eine so große Rolle, dass sie der Pflanze den Namen Alchemilla (abgeleitet von Alchemie) gaben. Erst viel später, in der christlichen Zeit, sah man in ihrer Blattform den Mantel der Jungfrau Maria. So erhielt sie ihren Namen Frauenmantel oder auch Marienmantel. Bei den alten Germanen stand die Pflanze unter dem Schutz der Fruchtbarkeitsgöttin Freya, und in der griechischen Mythologie ist der Frauenmantel eine Mondpflanze, da der Mond die Fruchtbarkeitsgöttin Artemis verkörpert. Da der Frauenmantel eine ganz hervorragende Frauenheilpflanze ist, wurde ihr im Mittelalter die Signatur der Venus, die für Liebe und Schönheit steht, zugeordnet. Vielleicht wurde der Frauenmantel aber auch aus folgenden Gründen vorwiegend eine Pflanze für "typische" Frauenprobleme: Seine Gerb- und Bitterstoffe wirken vor allem auf die Organe des kleinen und großen Beckens der Frau. Die Pflanze erleichtert die Empfängnis und stärkt den Uterus vor der Geburt. Frauenmantel hilft, den Uterus zu halten, und strafft die Unterleibsorgane nach der Geburt. Er wirkt regulierend auf den gesamten weiblichen Organismus und kann deshalb bei folgenden Krankheiten zusätzlich als Teekur verwendet werden: Schwäche und Entzündung der Eierstöcke, unregelmäßige Menstruation, Neigung zu Fehlgeburten und klimakterische Beschwerden. Durch ihren hohen Gehalt an Gerbstoffen können die Blätter auch äußerlich zur Wundheilung, aber auch bei Entzündungen des Mund- und Rachenraums sowie bei Halsweh und Magen-Darm-Beschwerden verwendet werden.

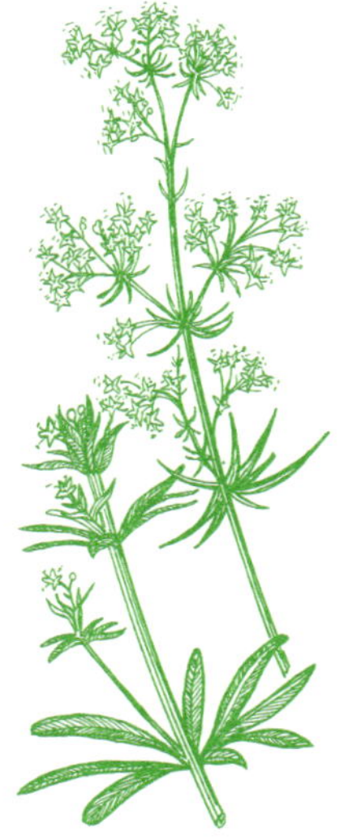

Echtes Labkraut (Galium verum)

Echtes Labkraut (Galium verum)

Das Echte Labkraut wächst von Juni bis Oktober und kann 15 bis 60 Zentimeter hoch werden. Es hat dichte gelbe Blüten, die einen Duft verströmen, der uns an Honig erinnert.

Das Labkraut gehört zu den Rötegewächsen, von denen es 630 Gattungen und 10.400 Arten gibt; hier bei uns in Mitteleuropa sind vier Gattungen mit 35 Arten heimisch. Die Blätter des *Galium verum*, so der lateinische Name des Echten Labkrauts, sind schon fast nadelförmig. Der Name *Galium* geht auf das griechische Wort für Milch (*gála*) zurück, und der Wortteil "Lab" weist auf seine Verwendung hin: 100 g

Blattgewebe enthalten 1 mg Labferment. Deswegen wurde das Labkraut früher oft zur Käseherstellung verwendet.

Echtes Labkraut ist eine alte Heilpflanze, und der honigartige Duft kommt von dem enthaltenen ätherischen Öl, das Gerbstoffe, organische Säuren und Flavonoide enthält. Das Kraut liefert einen waschechten gelben Farbstoff. Da das Labkraut ein Waldmeisteraroma hat, kann es auch zum Aromatisieren von Speisen und Getränken verwendet werden. Das wär's doch: Maibowle im Herbst!

Der Salbei auf der Fensterbank

»Wer ein Leben lang glücklich sein will,
der werde Gärtner.«

Chinesisches Sprichwort

Ein kleiner Garten kann so winzig sein, dass er auch auf einen Balkon passt. Das Regelwerk der Natur ist fein ausbalanciert. Und wer Freude daran hat, einen ganzen Naturkreislauf in seinem eigenen Garten zu erschaffen, dem sei die Idee eines Permakulturgartens ans Herz gelegt. Der Sinn eines solchen Gartens besteht darin, dass der Kreislauf der Natur von Wachsen, Blühen, Verfall und Tod irgendwann von selbst "fließt". Dann braucht der Mensch nur noch mit wenigen Handgriffen von Zeit zu Zeit einzugreifen. Am Anfang muss man viel Geduld haben, ehe so ein Kreislauf in Schwung kommt, aber dann regelt die Natur sich fast von allein und unsere Herzen erfüllen sich mit großem Glück und Stolz. Denn was ist das für eine Freude, das Summen der Bienen, das Blühen und Wachsen der Pflanzen und das Ernten der Früchte zu erleben!

Doch was immer wir planen, eines ist sicher: Man muss erst einmal lernen, seinen Garten zu lesen, zu erfahren, zu fühlen. Ein Garten bleibt zunächst ein künstlicher Ort, doch er kann eine Zone des Übergangs werden: An das Haus mit einer Terrasse mit Blumen, Sträuchern und Stauden schließt sich ein großer Kräutergarten mit Gemüsepflanzen an. Dahinter Bäume, Büsche, Rasen. Planen sollte man schon, doch weder zu wenig noch zu obsessiv, denn dann wäre man verloren und endete in der Sklaverei seiner eigenen Kreation.

Doch was machen diejenigen, die keinen Garten haben? Sie haben vielleicht das Glück, einen Balkon ihr eigen zu nennen. Seit einiger Zeit wachsen Schnittlauch, Petersilie, Basilikum, Thymian und Lavendel in den deutschen Vorgärten und Balkonkästen – und wer mag, kann dort auch seine Wildkräuter selbst anbauen. Warum nicht einmal Sauerampfer, Waldmeister und Co. pflanzen?

Versuchen Sie es, experimentieren Sie! Probieren geht über studieren. Man pflanzt, was man mag, und die meisten Wildkräuter blühen auch noch so schön, dass man sie gar nicht essen möchte.

Mir ist übrigens dieses Jahr, inspiriert von den Gartenguerillas in Berlin, eine wunderbare Idee gekommen: Da wir zur Miete wohnen und den Garten des Vermieters eines Tages wieder mehr oder weniger in den Ursprungszustand zurückversetzen müssen, habe ich eine Warenpalette genommen, an den Seiten zehn Zentimeter hohe Bretter befestigt, die Palette dann mit wasserdichter Folie ausgelegt und mit Tonscherben bedeckt, damit überflüssiges Regenwasser aufgenommen werden kann. Das Ganze wird mit Erde aufgefüllt und bepflanzt. Ringsherum habe ich aus den abgeschnittenen Zweigen unserer Bäume einen kleinen Zaun gebaut. Das Ganze geht natürlich genauso gut mit kleinen Holzobstkisten, die beim Obsthändler um die Ecke zum Wegwerfen stehen. Wenn wir ausziehen, hat der Vermieter seine nackte Erde wieder, und ich kann meine Pflanzen einfach in den LKW einladen.

Wichtig ist, dass man weiß, welche Kräuter in welchen Böden und neben welchen anderen Gemüsesorten gedeihen:

Trockene Böden (Sonnenlage): Basilikum, Kapern, Rosmarin, Sauerampfer, Thymian, Anis, Bohnenkraut, Estragon, Kerbel (Halbschatten im Sommer), Fenchel, Lorbeer (mit Schutz vor kühlem Wind und keine pralle Sonne), Oregano, Lavendel.

Lehmiger, aber drainierter Boden: Borretsch, Dill, Estragon, Kerbel, Pimpinelle, Salbei, Beinwell.

Leicht sandiger Boden: Kapuzinerkresse, Kerbel, Pimpinelle, Kamille.

Fruchtbare, feuchte und schattige Böden: Liebstöckel, Petersilie, Senf, Melisse, Engelwurz, Beinwell, Kamille, Baldrian.

Einige gute Pflanzennachbarschaften:

Erdbeeren mit Kohl, Sellerie und Gurken, aber keinesfalls mit Zwiebelgewächsen, Spinat.

Gurken mit Salat, Dill, Fenchel, Bohnen.

Radieschen mit Kapuzinerkresse, Kerbel, Erbsen, Schnittlauch.

Rote Bete mit Zwiebeln, Salat, Möhren.

Tomaten mit Petersilie, Basilikum.

Zwiebeln wachsen gut mit Pastinaken, Karotten, Sellerie, Petersilie, Salat, Bohnen.

Noch ein paar Tipps:

Ringelblumen gedeihen fast überall und sind sehr pflegeleicht. Minze sollte immer in Töpfen ausgesät werden, da sie sich über die Wurzeln in Windeseile verbreitet. Auch den Beinwell empfehle ich, in einen Topf zu pflanzen, da er sonst einen Meter und größer wird - na gut, die Frösche werden im Hochsommer dankbar sein. Sie verstecken sich dann gern unter den großen Blättern, da es dort feucht und dunkel ist. Die Engelwurz ist schwer anzubauen und immer für eine Überraschung gut. Sie ist eine sehr eigene Pflanze, die dann wächst, wann sie möchte, und sich auch selbst ihren Standort aussucht - und das kann manchmal sogar in einem Beet sein, in das man die Samen niemals gesät hat. Auch der Waldmeister hat ein schwieriges Wesen. Er wächst an schattigen Orten, oft unter Büschen und überall dort, wo man niemals glauben würde, dass er gedeiht. Der Bärlauch wächst nur im Frühjahr an schattigen Standorten, aber er ist ein treuer Geselle und kommt durch Selbstaussaat jedes Jahr wieder neu.

Lässt man die Kräuter wachsen, so wie sie es in der Natur tun, kommen sie generell jedes Jahr wieder, einzig Züchtungen wie die Zitronenverbene nicht. Ansonsten erblühen aus vielen Wurzeln im nächsten Frühjahr kleine grüne und zarte Triebe, und im Handumdrehen ist der Beinwell wieder in seiner schönen Pracht da. Mein seit Jahren kümmerlicher Salbei ist dieses Jahr schon jetzt im April eine der schönsten Pflanzen im Kräuterbeet mit großen, wunderschönen Blüten - also Geduld lohnt sich auch hier. Ansonsten vermehren sich die Kräuter durch Selbstaussaat, deshalb Vorsicht beim Abschneiden nicht mehr ganz so schick aussehender Blüten und Zweiglein. Aber generell gilt: Man muss keine Kiste voller Gartenbücher lesen. Fürs Erste reicht es einfach, zu beobachten und der Natur ihren Lauf zu lassen.

Wilde Kräuter und ihre Kochrezepte

»Essen und Trinken erhält Leib und Seele.«

Alte Volksweisheit

Wussten Sie, dass die Blüten der Süßdolden einen feinen Anisgeschmack haben? Dass die Triebspitzen des Labkrauts im Geschmack leicht an Salatgurke erinnern? Dass man die jungen Blätter des Baldrians gut als Salatblätter verwenden kann? Dass die Blüten der Taubnessel honigsüß schmecken? Dass die Knoblauchrauke Pastagerichten und Risottos einen milden Knoblauchgeschmack verleiht? Man weiß heute zudem, dass besonders frische, aber auch getrocknete Kräuter einen hohen Anteil an Antioxidantien haben, vor allem viele Kräuter aus dem Mittelmeerraum. Antioxidantien können freie Radikale auffangen, die dafür bekannt sind, dass sie unter anderem den Alterungsprozess der Zellen beschleunigen oder Enzymstörungen hervorrufen. Es besteht aber auch der Verdacht, dass freie Radikale Krankheiten wie Krebs auslösen können.

Freie Radikale sind aber nicht nur böse, sonst hätte die Evolution an diesem Punkt versagt: Sie dienen genauso der Immunabwehr. Nehmen wir die Leukozyten und Makrophagen: Diese produzieren freie Radikale, um damit Bakterien und Fremdstoffe zu zerstören. Also gilt sogar in der Welt der Biochemie: alles in Maßen und die Mäßigung in Maßen. Ein Esslöffel Oregano soll eine achtmal höhere antioxidative Aktivität haben als ein mittelgroßer Apfel. Die Natur hält demnach viele Schätze für uns bereit, die wir nur entdecken müssen! So ist es nicht verwunderlich, dass das eine oder andere "wilde Kraut" sich schon mal in den Salat einiger Gourmetrestaurants verirrt. Wildkräuter sind eben nicht nur "in", sondern tun auch einfach gut. Wenn der Sommer naht, kann man auf seinem genießerischen Wochenendspaziergang so manches Wildkräutlein entdecken - wenn man denn die Wildkräuter oder "Unkräuter" auch sehen mag. Während der Löwenzahn am Frühlingsanfang so manche Wiese in ein gelb leuchtendes Sonnenmeer verwandelt, haben im Mai die ersten Wildkräuter wie Bärlauch oder Waldmeister gewöhnlich ihre Hochblütezeit. Nimmt man dann noch das Frühlingsscharbockskraut (die Blätter zu Beginn der Blüte enthalten viel Vitamin C, dann sollte man sie auch essen) am Waldesrand, vermischt es mit jungen Löwenzahnblättern, den Blüten der Waldveilchen, ein paar Vergissmeinnicht und Gänseblümchen, dann wäre der erste Frühlingssalat fertig. Diejenigen, denen das doch zu wild ist, mischen sich einfach ihren Lieblingssalat wie Rucola dazu. Hauptsache, es ist bunt und *natürlich* gesund.

Manchmal müssen wir auch gar nicht so weit gehen, denn fast überall wächst ein Wildkraut, das doch oft so verschmäht wird: die Brennnessel. Dabei ist sie eine ganz besonders starke Heilpflanze. Wer sie nicht essen mag, der trinkt sie eben als Saft oder Tinktur. Die Brennnessel gehört zusammen mit dem Löwenzahn und der Birke zu den drei Heilpflanzen der Frühjahrs- oder auch der Sommerkur: Der Löwenzahn entgiftet vor allem die Leber, die Brennnessel reinigt das Blut und die Birke ist das Verjüngungsmittel schlechthin.

Aber kommen wir zurück zu unserem Wildkräutersalat, und damit jeder weiß, worauf er sich dabei einlässt, hier ein paar aussagekräftige Zahlen:

	Natrium	Calcium	Eisen	Kalium	Vitamin C
Brennnessel	18 mg	713 mg	4,1 mg	320 mg	300 mg
Gartenkresse	5 mg	214 mg	2,9 mg	550 mg	59 mg
Löwenzahn	76 mg	158 mg	3,1 mg	483 mg	68 mg
Sauerampfer	4 mg	54 mg	2,1 mg	287 mg	117 mg
Petersilienblatt	33 mg	179 mg	6,0 mg	811 mg	16 mg
Breitwegerich	0	412 mg	4,3 mg	537 mg	0
Rucola	27 mg	160 mg	1,5 mg	369 mg	0

0 bedeutet: keine Daten vorhanden.
Alle Angaben in 100 g verzehrbarem Anteil.
Quelle: Die große GU-Nährwert-Kalorien-Tabelle; Ausgabe 2006/2007.

Zum Vergleich:

	Natrium	Calcium	Eisen	Kalium	Vitamin C
Milch 1,5 % Fett	49 mg	123 mg	0,1 mg	155 mg	2 mg
Butterkäse	700 mg	600 mg	0,4 mg	100 mg	0
Filet v. Rind	42 mg	4 mg	2,1 mg	340 mg	0
Salami	2080 mg	35 mg	2,1 mg	224 mg	0

0 bedeutet: keine Daten vorhanden.
Alle Angaben in 100 g verzehrbarem Anteil.
Quelle: Die große GU-Nährwert-Kalorien-Tabelle; Ausgabe 2006/2007.

Auch Kräuter wie Dill, Basilikum oder Pfefferminze haben einen vergleichsweise hohen Gehalt an Vitaminen und Mineralstoffen - also noch ein Grund mehr, Kräuter verstärkt auf seinem Speisezettel mit einzuplanen.

Wer jetzt Lust auf ein wildes Kräuteressen bekommen hat, hier ein paar Kochideen. Es sollte allerdings darauf geachtet werden, dass die Kräuter nie gekocht werden, da sie sich ansonsten in Farbe und Geschmack ungünstig verändern. Besser ist es, die Blätter in Butter anzubraten, etwa Salbei und Beinwell, um sie dann als Gemüse oder mit der Pasta zu verspeisen. Vorzugsweise sollten die jungen Blätter bis Mitte September verwendet werden.

Kräuterrezepte (für etwa 4 Personen)

Sommerliche Kräutersuppe

Zutaten

100 g Rucola, 50 g Knoblauchrauke, 50 g Brunnenkresse, 100 g Löwenzahn, 100 g Sauerampfer, 100 g Brennnesseln, 30 g Petersilie, 1-mal Suppengrün (wie Sellerie, Möhre, Lauch), etwas Butter, 1 l Gemüsebrühe; frisch gemahlener Pfeffer, etwas geriebene Muskatnuss, 200 g Crème fraîche

Die Kräuter gut abbrausen, trocken schleudern und von den Stielen befreien. Danach alles fein schneiden. Suppengrün wie Sellerie, Lauch und Möhre ebenfalls in kleine Stücke schneiden und im Topf mit etwas Butter andünsten. Mit Brühe ablöschen und die Suppe noch einmal kurz aufkochen. Mit dem Mixstab pürieren. Fein geschnittene Kräuter dazugeben – und auf keinen Fall mehr aufkochen! Mit Pfeffer und Muskat würzen. Sofort mit je einem Klecks Crème fraîche, leicht verrührt, servieren. Als Dekoration eignen sich hier Gänseblümchen-, Löwenzahn- oder Taubnesselblüten.

Wildkräuter-Guacamole

Zutaten

2 weiche Avocados, 1 Handvoll Kräuter der Saison (Gundermann, Kerbel, Brunnenkresse, Beinwell), 1 Knoblauchzehe, Saft einer halben Zitrone, 100 g Crème fraîche; Salz und frisch gemahlener Pfeffer

Avocado und Knoblauch zerdrücken, Crème fraîche unterrühren. Zitrone und fein gewiegte Kräuter dazugeben. Mit frischen, knackigen Salatblättern garniert servieren.

Kalte Sauerampfersuppe mit Gänseblümchen

Zutaten

150 g Naturjoghurt, 200 ml saure Sahne, 100 ml süße Sahne, 200 ml Milch, 1 kleine Gurke, etwas Salz und frisch gemahlener Pfeffer, 5 Sauerampferblätter; eine Handvoll Gänseblümchen zum Dekorieren

Joghurt, Sahne und Milch verrühren. Gurke schälen, grob raspeln und in die Suppe rühren. Das Ganze im Kühlschrank etwa eine halbe Stunde kühlstellen. Sauerampferblätter in feine Streifen schneiden und vorsichtig unter die Suppe heben, dabei ein paar Streifen für die Garnitur beiseitelegen. Die Suppe pfeffern und salzen. Zum Schluss mit Gänseblümchen und dem restlichen Sauerampfer garnieren. Kalt servieren.

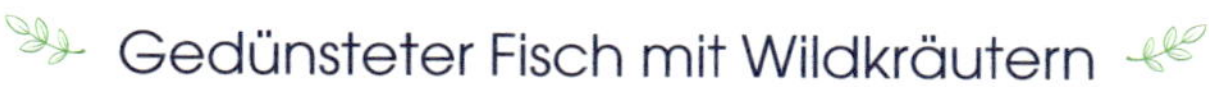

Gedünsteter Fisch mit Wildkräutern

Zutaten

400 g frischer Fisch oder Fischfilet, Saft einer 1/2 Zitrone, Wildkräuter wie große Blätter vom Beinwell oder Baldrian, Taubnessel (Blüten zur Dekoration beiseitelegen), Knoblauchrauke, 3 EL Olivenöl, Salz, Pfeffer, Alufolie oder Backpapier, evtl. Küchenzwirn, Zahnstocher

Fisch reinigen oder die Fischfilets abwaschen, trocken tupfen. Backofen auf 200 Grad (Umluft 180 Grad, Gas Stufe 4) vorheizen. Zitrone auspressen. Blätter der Wildkräuter abspülen und trocken tupfen, gegebenenfalls etwas kleiner schneiden. Je eine Fischportion mit den Kräutern einwickeln und mit den Zahnstochern feststecken oder den Fisch mit den Kräutern füllen. Mit Zitronensaft und mit reichlich gutem Olivenöl beträufeln. Restliche Wildkräuter darauf verteilen. Leicht salzen. Alufolie oder Backpapier mit Küchenzwirn zu Päckchen schnüren. Im Ofen 10 bis 15 Minuten garen. Ein ganzer Fisch braucht natürlich etwas länger, etwa 45 Minuten. Dazu gibt es Salzkartoffeln, Kartoffelpüree oder einfach frisches Baguette!

Löwenzahnwurzelkaffee

Wurzeln des Löwenzahns im späten Herbst ausgraben, waschen und in kleine Stücke schneiden. (Eine Alternative ist das Bestellen der Wurzeln in der Apotheke oder im Kräuterladen.) Zum Trocknen auslegen. Wenn sie getrocknet sind, die Wurzeln in einer Pfanne oder im Backofen rösten. Dabei immer wieder gut umrühren, damit sie gleichmäßig geröstet werden. In einem luftdicht verschlossenen Gefäß aufbewahren. Vor dem Gebrauch wie Kaffee mahlen; 1 Teelöffel Pulver für eine Tasse. Nicht zu lange ziehen lassen, sonst wird der Löwenzahnwurzelkaffee bitter.

TIPP: Man kann die Wurzeln auch mit Alkohol und braunem Zucker ansetzen für einen köstlichen Löwenzahnlikör!

Maibowle und Waldmeisteröl

Wenn der Mai kommt, kann man sie sich wieder einmal schmecken lassen: die Maibowle. Ich nehme Ende Mai Waldmeister, am besten noch vor der Blüte, und lasse ihn anwelken. Das Sträußchen wird kopfüber ein paar Stunden in Apfelsaft gehängt. Dann gebe ich ein wenig Zimt dazu und fülle das Ganze mit Mineralwasser auf. Wenn es draußen unerträglich heiß ist, trinke ich dieses köstliche Getränk den ganzen Tag über. Waldmeister ist übrigens ein Kraut gegen Schlaflosigkeit bei alten Menschen.

Mit Alkohol wird aus der Maibowle ein köstlicher Aperitif für den frühen Abend, wenn man Gäste eingeladen hat. Anstatt mit Apfelsaft wird der Waldmeister dann mit einem Riesling übergossen. Dann lässt man alles im Keller oder an einem anderen kühlen und dunklen Ort für zwei Stunden ziehen. Bevor die Gäste kommen, löse ich etwas Zucker auf, gebe den aufgelösten Zucker dazu und übergieße die Bowle jetzt noch mit einer Flasche eiskaltem Sekt. Nun schmeckt es wunderbar köstlich und erfrischend, und man muss aufpassen, dass man nicht zu viel davon trinkt ...

Als dritte Alternative kann man das angewelkte Waldmeistersträußchen auch mit einem guten, neutral schmeckenden Öl übergießen und ein paar Tage stehen lassen. Der Geschmack des Waldmeisters geht dezent in das Öl über, das nun wunderbar zu Salaten passt.

Kräuterschnaps und Kräuterlikör

In Italien hat jede Region ihren besonderen Kräuterschnaps. Die Rezepturen werden teilweise streng geheim gehalten und ihre Wirkungen in den höchsten Tönen gelobt. Wer kennt nicht den Ramazzotti oder Averna? Sie sind natürlich über die Grenzen Italiens hinaus bekannt. Doch daneben gibt es noch eine große Anzahl anderer Kräuterliköre, etwa Cynar aus Artischocken oder Braulio, ein Kräuterschnaps aus dem Norden Italiens. Wir machen uns auch unseren Schnaps und graben dazu eine Angelikawurzel aus ...

Grundansatz:

Zitronenmelisse (50,0 g), Angelikawurzel (40,0 g), Thymian (8,0 g), Arnikablüten (4,0 g), Ysop (5,0 g), Wermut (5,0 g), Zimt, gemahlen (4,0 g), Muskatblüte, ganz (4,0 g), 1 Liter 50-prozentiger Alkohol

Die Kräuter sollten am besten frisch sein. Sie werden gewiegt, die Muskatblüte wird fein zerstoßen und zum Schluss den Zimt untermischen. Mit Alkohol übergießen, das Glas verschließen und vier Wochen stehen lassen, gelegentlich durchschütteln. Durch ein Tuch abseihen, gut ausdrücken. Dieser Schnaps ist ein hervorragender Magenbitter, von dem man einen Teelöffel vor dem Mittagessen nimmt.

Wem das zu bitter ist, der macht einfach einen Likör daraus: Einen Liter Wasser erhitzen, 800 g Zucker dazugeben, 15 Minuten sprudelnd kochen lassen. Den grauen Schaum an der Oberfläche abschöpfen, einige Spritzer frischen Zitronensaft dazugeben und dann das Ganze durch ein Tuch seihen. Mit dem Grundansatz und 250 ml 90-prozentigem Alkohol vermischen. In Flaschen füllen und zwei Monate stehen lassen.

Wildkräutertelegramm

Um den Überblick nicht zu verlieren, zum Schluss die wichtigsten Wildkräuter aus der heimischen Flora als Wildkräutertelegramm:

Brennnessel: +++ lateinischer Name: Urtica dioica (Große Brennnessel) +++ Vorkommen: fast überall außer Indien, Arktis, Südafrika +++ Standort: häufig Wegränder, Schuttplätze +++ enthält unter anderem: Eisen, Vitamin C und A, Natrium, Kalzium, Kieselsäure, Schwefel +++ Anwendung: Rheuma, Gicht, Erkrankungen der Harnwege, zur Blutreinigung (zum Beispiel bei Hautunreinheiten) +++ Verwendung in der Küche: Brennnesselblätter zum Beispiel in Salat, Suppe, Auflauf +++ Geschmack: erinnert am ehesten an Spinat.

Löwenzahn: +++ lateinischer Name: Taraxacum officinale (Gewöhnlicher Löwenzahn) +++ Vorkommen: in allen gemäßigten Zonen +++ Standort: Wiesen und Wegränder +++ enthält unter anderem: Bitterstoffe, Cholin, Zucker (18 Prozent im Frühjahr (!), deshalb im Geschmack verträglicher), Inulin (= pflanzliches Reservekohlenhydrat, im Frühjahr 2 Prozent, im Winter 40 Prozent, deshalb als gute Diätkost bei Zuckerkranken geeignet, besonders die Wurzeln im Herbst), weiterhin Flavonoide, Vitamine (besonders Vitamin C), Mineralstoffe +++ medizinische Anwendung: belebt den Körper, verbessert die Darmtätigkeit, regt Leber, Galle, Niere an +++ Verwendung in der Küche: zum Beispiel junge (!) Blätter im Salat, als Gemüse, Wurzeln als Kaffee-ersatz oder Likör, Blüten als Honig +++ Geschmack: leicht bitter.

Sauerampfer: +++ lateinischer Name: Rumex acetosa (Wiesen-Sauerampfer) +++ Vorkommen: ganz Europa +++ Standort: Feldraine, feuchte Wiesen, am feuchten Waldesrand +++ enthält unter anderem: Oxalsäure, Vitamin C, Flavonglykosid, Eisen +++ medizinische Anwendung: regt die Leber an, bei Magen- und Darmstörungen, harntreibend und blutreinigend +++ Verwendung in der Küche: junge Blätter in Suppen, Soßen, Salat +++ Geschmack: leicht säuerlich.

Beinwell: +++ lateinischer Name: Symphytum officinale (Echter Beinwell) +++ Vorkommen: Europa bis Sibirien, Asien, Nordamerika +++ Standort: nasse Wiesen, Flussufer, Waldlichtungen +++ enthält unter anderem: Allantoin, Schleim- und Gerbstoffe, Kieselsäure, Cholin, Inulin, Symphytocynoglossin +++ medizinische Anwendung: Blätter bei Knochen- und Gewebsverletzungen (wie Blutergüsse), soll bösartiges Zellwachstum hemmen +++ Verwendung in der Küche: klein geschnitten und in Butter angebraten als Gemüse, Blüten als Dekoration oder auch kandiert als Süßigkeit, warmer Frischkäse in jungen Beinwellblättern: ein Genuss +++ Geschmack: Blätter nach Gurken, Blüten süßlicher Geschmack.

Weiße Taubnessel: +++ lateinischer Name: Lamium album +++ Vorkommen: in allen gemäßigten Zonen +++ Standort: Schuttplätze, Mauern, Bahndämme, selten auf Äckern +++ enthält unter anderem: Bitter- und Gerbstoffe, Zucker, Schleimstoffe +++ medizinische Anwendung: Menstruationsprobleme, Blutungen nach der Entbindung, Ausfluss, Atemwegserkrankungen +++ Verwendung in der Küche: Pasta, Salat, Risotto +++ Geschmack: Blätter nach Champignons, Blüten sind honigsüß.

Kräuter als Medizin

»Wie jede noch so unscheinbare irdische
Begebenheit auf den Kosmos einwirkt,
so beeinflusst jede kosmische Konstellation
die irdischen Verhältnisse.«

Helene M. Kastinger Riley[12]

Es war ein grauer Frühlingstag in Frankfurt. Für den Vormittag hatten die Wetterfrösche Nieselregen angesagt, und der setzte ein, als ich mich in einen Mietwagen setzte und Richtung Bingen fuhr. Der Wind blies ordentlich durch meine Jacke, als ich dort mein Auto auf dem Parkplatz nahe dem Rhein abstellte und ausstieg. Ich schaute mich um: Die Stadt Bingen lag vor meinen Füßen, und ich muss gestehen: Ich war enttäuscht. Gegenüber von mir verlassene Ladenlokale, eine Dönerbude, ein italienisches Eiscafé. Plastikstühle auf mehr schlecht als recht zusammengezimmerten Terrassen, mit zwei

Worten: deutsche Tristesse. Nun gut, dachte ich, das kann es ja nicht gewesen sein. Ich ging Richtung Altstadt, doch auch hier das gleiche Bild: Billigläden neben leeren Ladenlokalen, wenig Geschäfte, die zum Eintreten einluden. Hier also hatte die berühmteste Frau im europäischen Mittelalter gewirkt ...

Hildegard von Bingen hatte mich schon früh in ihren Bann gezogen. Sie beschäftigte mich, und voller Erstaunen stellte ich fest, dass ihre heilkundigen und wissenschaftlichen Werke mit den Klassikern der Traditionellen Chinesischen Medizin vergleichbar sind. Sie bilden die Grundlage der TEM (Traditionelle Europäische Medizin), wurden aber durch unsere technikgläubigen Mediziner weder integriert noch ernsthaft weiterentwickelt. Schade. Denn Hildegards Rezeptbücher enthalten zum Beispiel 62 verschiedene Fiebermittel, 79 Herzmittel, 99 Rheumamittel oder 156 Salben. Sie sind 800 Jahre alt. Noch Fragen? Ja, wie zum Beispiel: Warum Hildegard von Bingen an dieser Stelle?

Zunächst muss gesagt werden, dass es sich bei Hildegard von Bingen um eine der bedeutendsten Frauen des europäischen Mittelalters handelt. Mit ihrer unglaublichen Intelligenz hat sie botanische Studien betrieben, eine bis in unsere heutige Zeit noch gültige Heilkunst entwickelt und eindrucksvolle musikalische Werke geschaffen. Ihre große Anzahl an literarisch-theologischen Schriften machte sie schnell weit über die Grenzen Deutschlands bekannt. Spannend ist an dieser Stelle zu erwähnen, dass man ihr erlaubte, zu predigen und in ihren Schriften die Kirche zu kritisieren. Schließlich durfte sie sogar ihr eigenes Kloster gründen. Eine Ungeheuerlichkeit in einer Zeit, in der es Frauen noch nicht einmal erlaubt war, irgendeiner

Art von Studium nachzugehen! Sie war eine vom Papst anerkannte Seherin, und damalige kirchliche und politische Größen suchten ihren Rat. Hätte ein Mann damals Hildegards Visionen gehabt, er hätte wahrscheinlich einen noch viel größeren Nutzen für sich daraus gezogen und eine neue Religion gegründet. Doch sie blieb der Kirche und ihren Visionen in aller Bescheidenheit treu. Es ist also schwierig, an ihr kommentarlos vorüberzugehen, wenn man über die Traditionelle Europäische Medizin und deren Rezepturen schreibt.

Die beiden bedeutendsten Werke von Hildegard von Bingen in Bezug auf ihr medizinisch-naturkundliches Schaffen sind die *Physica* und *Causae et curae*. Hildegard von Bingens Denken war geprägt von folgendem Grundsatz: Jede noch so unscheinbare irdische Begebenheit wirkt auf den Kosmos ein, und damit beeinflusst umgekehrt jede kosmische Konstellation die irdischen Verhältnisse. Ergibt Sinn, oder? So kommt es, dass sie nicht nur Heilpflanzen beschreibt, sondern auch Tiere, Steine, Bäume, den Ursprung der Metalle, des Weiteren Fische, Vögel, Reptilien. Interessant ist in dem Zusammenhang die Tatsache, dass solche Schriften, die sozusagen alles enthielten, nicht außergewöhnlich waren. Natur- und Heilkunde, Pharmakologie und Medizin waren im 12./14. Jahrhundert keine getrennten Disziplinen. Aber Hildegard von Bingen ging noch einen Schritt weiter: An vielen Stellen gibt sie Hinweise zur Hygiene, wie dem Zähneputzen, zu Waschungen oder dem Abkochen von Wasser, um es als Trinkwasser zu nutzen. In ihrem eigens gegründeten Kloster hatte man sogar Wasserleitungen "verlegt", sodass jeder Raum über fließendes Wasser verfügte - revolutionär in jener Zeit und in diesen Breitengraden.

In ihrem Werk *Causae et curae* beschreibt sie sogar recht freimütig den weiblichen Körper und seine Krankheiten. Natürlich sollte hier erwähnt werden, dass ihre gynäkologischen Kenntnisse, ebenso wie alle ihre wissenschaftlichen Darlegungen, eine Mischung aus überlieferten Auffassungen und eigenen Beobachtungen sind. Dennoch sind ihre Gedanken ihrer Zeit im hohen Maße voraus, auch wenn sich in ihren Rezepten noch Relikte heidnischen Kult- und Kulturgutes erkennen lassen, was meiner Meinung nach normal ist, denn auch unsere Auffassungen über Medizin und Heilung sind stark von unserem Umfeld gefärbt.

Auch Hildegard von Bingen war überzeugt davon, dass unsere heimischen Kräuter sehr "feinstofflich", also voller Pflanzenenergie sind. Wenn die materielle Form einer Pflanze durch Mazeration oder Kochen aufgelöst wird, wenn sich also das Feine vom Groben trennt, dann wird ihr ätherisches Wirkpotenzial freigesetzt. Und auch zierliche sowie unscheinbare Pflänzchen haben eine große Wirkung, beispielsweise der Vogelknöterich, die Gundelrebe oder das Eisenkraut. Sie ging weiterhin davon aus, dass das Wachstum der Heilpflanzen den planetarischen Kräften unterworfen ist. Damit hat jede Pflanze ihre spezifische Wirkung auf die jeweiligen Körperorgane, und was bleibt, ist die Kunst zu wissen, "was die Planeten dem Leibe tun". Denn Pflanzen haben die Signatur mehrerer Planeten, aber nur ein, manchmal zwei, selten drei Planeten machen die Wirkweise einer Pflanze aus. Dieses Prinzip ist manchen schon bekannt aus der klassischen Homöopathie: In uns finden viele homöopathische Mittel ihren Ausdruck, aber nur ein Mittel entspricht unserem Grundwesen.

Wer sich nicht auf die im gesamten Buch aufgeführte Beziehung von Planeten und Pflanzen einlassen möchte, der ist zumindest eingeladen, sich dem Himmel, den Gestirnen, der Erde und allem, was dazwischen liegt, von einer anderen Seite zu nähern. Was folgt, sind einige Rezepte, die als Tee zubereitet die Wirkung einer Medizin haben. Dazu immer einen guten Teelöffel Kräuter mit heißem Wasser überbrühen und morgens, mittags und abends je eine Tasse warmen Tee trinken. Vier Wochen lang.

Für Frauen

Bei starker Monatsblutung: Sanddorn als Saft, wenn keine Zeit bleibt für den Tee. Besser aber ist der Tee aus: Hagebutte (30,0 g), Hirtentäschel (20,0 g), Himbeerblättern (30,0 g), Frauenmantel (20,0 g), Süßholz (10,0 g).

Bei schmerzhafter Menstruation mit wenig Blutverlust: Frauenmantel (30,0 g), Himbeerblätter (20,0 g), Weidenrinde (20,0 g), Majoran (30,0 g), Süßholz (10,0 g).

Bei zu schwacher Blutung: Diptam (30,0 g), Himbeerblätter (20,0 g), Zimt (20,0 g), Liebstöckel (20,0 g), Süßholz (10,0 g).

Bei schmerzhafter Menstruation und Endometrioseschmerz kann man Folgendes versuchen: Dill, pulverisiert (5,0 g), und Schafgarbe, pulverisiert (10,0 g), auf eine Kompresse legen und erhitzen, äußerlich möglichst heiß zwischen Schambein und Nabel und im Lendenwirbelbereich bis zum Steißbein legen.

Bei PMS-Beschwerden: Ringelblumen (20,0 g), Schafgarbe (20,0 g), Hirtentäschel (30,0 g), Mönchspfeffer (20,0 g), Süßholz (10,0 g). Mit Migräne: Melisse (20,0 g) anstatt der Ringelblumen, Johanniskraut (20,0 g) anstatt des Hirtentäschels, Schafgarbe (30,0 g anstatt 20,0 g).

Mit Kräutern durch die Jahreszeiten

Die Herbst- und Winterzeit ist für viele Menschen meist auch Erkältungszeit. In diesen Übergangszeiten muss sich der Organismus auf das veränderte Klima umstellen, und deshalb sollte man in jener Jahreszeit besonders auf seine Gesundheit achten und auch kleinere Infekte direkt kurieren. Einige kleine Regeln können das Schlimmste in solch einer Zeit verhindern. Selbstverständlich ist, das Haus mit Mütze, Schal und warmen Schuhen zu verlassen. Auch sollte man daran denken, eine Kleinigkeit zu sich genommen zu haben. So ist das ausgehungerte Immunsystem wieder mit Energie versorgt.

Die nachfolgende Rezeptur zur Stärkung des Immunsystems ist im Herbst und Winter zusätzlich zu empfehlen:

> Hagebutte (30,0 g)*, Eleutherococcus (sibirischer Ginseng, 10,0 g), Eisenkraut (20,0 g), Sonnenhutwurzel (Echinacea, 20,0 g), Süßholz (10,0 g).

Der Tee schmeckt bitter mit einer säuerlichen Beinote, wenn man Hagebutte verwendet, und kann mit Honig nachgesüßt werden.

Sollte die Erkältung trotzdem kommen, dann trinkt man im Anfangsstadium beim ersten Niesen und bei klarem Nasensekret folgende Kräutermischung für einen Erkältungstee (übrigens auch für Kinder geeignet):

* *Wer wie ich keine Hagebutte mag, der nimmt Schafgarbe oder Odermennig.*

1 Angelikawurzel oder wahlweise Lindenblüten (vor allem für Kinder) (30,0 g), Salbei (20,0 g), Löwenzahnwurzel (20,0 g), Ingwer oder/und Zimt (je nach Belieben 20,0 g), Süßholz (10,0 g).

Wenn das Nasensekret gelblich-grün ist und sogar eventuell etwas Temperatur (Fieber) dazu gekommen ist, hier ein weiteres Rezept für einen Erkältungstee:

Lindenblüten (30,0 g), Eisenkraut (20,0 g), Melisse (20,0 g), Spitzwegerich (20,0 g), Süßholz (10,0 g).

Beginnt die Erkältung, kann man sich auch eine heiße Nudelsuppe mit Brühe und viel weißem, frisch gemahlenem Pfeffer kochen. Danach sollte man sich auf jeden Fall ins Bett legen. Wenn man Salz in einer Pfanne erhitzt (Vorsicht, es kann sehr heiß werden!) und es danach in ein sauberes Baumwolltuch gibt, hat man eine wunderbare Wärmflasche. Jetzt eine frische Scheibe Ingwer auf den Bauchnabel legen und das Taschentuch vorsichtig (da HEISS!!!) drauflegen. Das ist wie Hühnersuppe für den Bauch und sehr wohltuend am Beginn einer Erkältung, wenn man fröstelt.

Daneben gehört der Ingwertee ebenfalls zur Ersten-Hilfe-Maßnahme bei einer beginnenden Erkältung, vor allem wenn man stark fröstelt: Man nimmt etwa 15 g frischen Ingwer, wäscht ihn mit kaltem Wasser und schneidet ihn mit der Haut in dünne Scheiben. Mit einer großen Tasse Wasser aufkochen lassen und dann etwas süßen. In kleinen Schlucken so heiß wie möglich trinken und ins Bett legen. Der Ingwertee wärmt den ganzen Körper gut durch und kann bei jeder Art von Verkühlung getrunken werden. Wenn der Ingwertee rechtzeitig am Beginn einer Erkältung getrunken wird, spart man sich oft den Rest der Erkrankung.

Hat man keine Zeit, um sich auszuruhen, dann sollte man wenigstens mindestens einen Liter Wasser zehn Minuten lang kochen und dann in eine Thermoskanne abfüllen. Das heiße Wasser innerhalb einer Stunde trinken. Diese Kur ist auch aus dem Ayurveda bekannt. Sie reinigt den Körper, entschlackt und schwemmt Grippeerreger aus.

Für die verstopfte Nase gibt es ebenfalls einfache und wirkungsvolle Rezepte: Sesamöl wird erhitzt, aber nicht gekocht. Abkühlen lassen und in die Flasche zurückfüllen. Jetzt etwas Öl auf den Finger geben und den Innenraum des Nasenlochs damit "einölen". Meist hat man nach etwa 20 Minuten das dringende Bedürfnis, sich die Nase zu putzen. Bei Bedarf wiederholen.

Hat man kein Sesamöl, nimmt man ein kleines Glas und gibt ein Viertel Majoran dazu. Jetzt wird der Rest mit Sonnenblumenöl aufgefüllt. Etwa vier Wochen auf das Fensterbrett in die Sonne stellen. Das fertige Öl in eine kleine Flasche abfüllen und in den Kühlschrank stellen. Bei Bedarf wie das Sesamöl verwenden.

Man kann auch eine kleine Peperoni zusammen mit dem Majoran ansetzen: Dazu zerschneidet man die kleine Peperoni, nimmt ein kleines Glas, füllt die Peperoni zusammen mit einem Teelöffel Majoran (frisch oder getrocknet) hinein und gießt das Ganze mit Sonnenblumenöl auf. Majoran hat einen Bezug zur Nase, und zusammen mit der Peperoni machen beide die Nase frei. Man nimmt nur einen kleinen Tropfen auf den Finger und reibt ihn in die Nase. Aber: Vorsicht mit der Dosierung, wenn jemand empfindlich ist! Und: Die Peperonirezeptur bitte nicht bei Kindern anwenden!

Bei Sommerdurchfall wirkt Melissentee entkrampfend, und Fencheltee wärmt den Bauch und den Magen. Kalte Speisen aus dem Kühlschrank sollten vermieden werden.

Gegen Insektenstiche helfen zunächst auf der Haut zerriebene Breit- und Spitzwegerichblätter, aber auch Löwenzahn vom Wegrand.

Zum Desinfizieren von kleinen Wunden, Abschürfungen, Hautstichen und bei Fußpilz eignet sich hervorragend ätherisches Rosmarin-, Thymian-, Lavendel- oder Teebaumöl. Einen kleinen Tropfen auf einen Teelöffel Essig geben und auftupfen. Vorsicht bei Kinderhaut: Sie ist sehr empfindlich, deshalb mit etwas Wasser "strecken".

Der Frühling ist eine besondere Jahreszeit - und die Zeit der großen Reinigungen. Genauso, wie die meisten nun ihren großen Frühjahrsputz im Haus abhalten, sollte man den Körper mit einer Frühjahrskur von den im Winter angesammelten Schlacken befreien. Löwenzahn, Brennnessel und Birke sind die drei Putzerpflanzen: Während Brennnessel und Löwenzahn besonders im Frühjahr eine stark blutreinigende

Kraft haben, den Körper beleben und die Darmtätigkeit verbessern, setzt die Birke das Tüpfelchen auf dem i und verjüngt - einerseits weil sie eine Lichtpflanze ist und andererseits weil sie den Sauerstoff aus der Luft besonders gut bindet. Die Kur aus Presssäften sollte insgesamt etwa drei Wochen dauern. Für jede Woche eine andere Pflanze verwenden, wobei die Birke die letzte sein sollte. Danach fühlt man sich, als ob man Bäume ausreißen könnte.

In Wald und Flur finden wir auch besonders oft Scharbockskraut, Bärlauch, Vogelmiere, Wegerich, Brennnesseln, Veilchen, Löwenzahn, Lungenkraut, Brunnenkresse und viele andere Wildkräuter. Sie alle enthalten besonders im Frühjahr viele Vitamine, zum Teil auch Spurenelemente und Mineralien. Genauso die Primel, eine Venuspflanze, die bei Hildegard von Bingen dann angewendet wurde, wenn der Kopf "bisweilen seines Sinnes entleert wird". Blüten und Blätter gibt man zum Salat oder kurz vor dem Servieren in die Gemüsesuppe, ohne diese noch einmal aufzukochen.

Ich liebe es, am Morgen einen Frühlingstee zu trinken: Melisse, Pfefferminze, Zitronenverbene, Himbeerblätter und Süßholz, alles zu gleichen Teilen (bis auf das Süßholz, das nur sehr geringfügig und nach Bedarf). Er belebt, macht munter und tut mir einfach nur gut.

Ein Wort zum Schluss

Während ich dieses kleine Buch schrieb, kam ich an einen Punkt, an dem ich mich fragte, ob Pflanzen eine Seele haben. Bei Menschen wird die Seele weitgehend mit "Psyche" übersetzt – ich denke, damit kann ich behaupten, dass die menschliche Seele und die pflanzliche Seele nicht ein und dasselbe sind. Doch wenn wir uns von dem Begriff Seele (= Psyche) lösen, komme ich nicht umhin, Pflanzen eine Seele zuzugestehen. Für mich persönlich schließt der Begriff Pflanzendeva alles ein: den Geist, die Seele und das Wesen von Pflanzen. Es ist ein schönes Wort, das ihre spirituelle Dimension widerspiegelt. Es ist schwer, sich auf die Existenz einer Pflanzenseele einzulassen. Oft redet man mit ihnen in Gedanken versunken, doch dann erschrickt man kurz und schaut sich erschrocken nach links und rechts um, ob auch niemand etwas gehört hat. So ist es nun mal in unserer materiellen Welt ... Dennoch frage ich an dieser Stelle: Wenn Pflanzen keine Seele haben, warum reagieren sie dann so hervorragend auf eine homöopathische Behandlung, wenn sie krank sind?

1968 veröffentlichte ein bisher unbekannter Amerikaner in einem Artikel der *Internationalen Zeitschrift für Parapsychologie* einen Artikel, der weltweit für Aufregung sorgte; er trug den Titel: "Nachweis des primären Wahrnehmungsvermögens bei Pflanzen." Der Autor, Cleve Backster, war weder Wissenschaftler noch Botaniker. Er war ein Spezialist für Lügendetektoren beim amerikanischen Geheimdienst, der zwei Jahre zuvor, eher aus Zufall oder vielleicht auch aus Langweile, einen Drachenbaum an einen Lügendetektor angeschlossen hatte - und die Ergebnisse waren verblüffend: Die Pflanze reagierte schon bei dem *Gedanken*, dass Backster ihr wehtun könnte, denn er hatte daran gedacht, ein Blatt der Pflanze zu verbrennen. Als Backster den Raum verlassen wollte, um ein Streichholz zu holen, beschrieb der Lügendetektor eine langgezogene Kurve, die Backster als schmerzvollen Aufschrei der Pflanze wertete. Reich wurde er durch seine Entdeckung nicht, doch er hatte die Passion seines Lebens gefunden. 2003 veröffentlichte er seine Erfahrungen der letzten 36 Jahre in seinem Buch *Primary Perception. Biocommunication with Plants, Foods and Human Cells*, und der Effekt, den Backster 1968 beschrieb, wurde nach ihm benannt ("Backster-Effekt").

An dieser Stelle schließt sich für mich wieder der Kreis: In meinem Vorwort habe ich kurz erwähnt, dass unsere Welt aus der Verdichtung von Informationen besteht. Der Backster-Effekt könnte ein weiterer Beweis dafür sein, dass (Bio-)Photone Informationen zwischen Mensch(-enseele) und Pflanze(-nseele) mit Lichtgeschwindigkeit übertragen. Ein interessanter Denkansatz hinsichtlich der Heilung des menschlichen Körpers, den man noch wunderbar weiterentwickeln kann. Denn so bleibt eben doch alles auf irgendeine Art und Weise miteinander verwoben, voneinander abhängig und bedingt einander.

Es gibt natürlich noch eine Menge zu sagen und zu berichten, denn nichts ist so spannend und geheimnisvoll wie die Pflanzenwelt - zumindest für mich. Für diejenigen, die es auch gepackt hat, gibt es im Anhang noch ein Literaturverzeichnis zum Nachlesen und Vertiefen. Ansonsten bedanke ich mich für Ihr Interesse und wünsche Ihnen sehr viel Freude beim Ausprobieren und Nachdenken.

Ihre Bettina Schmidt

Anmerkungen

1. Vgl. Werner Heisenberg: *Über den anschaulichen Inhalt der quantentheoretischen Kinematik und Mechanik*, Zeitschrift für Physik 43, 1927, S. 172.
2. Vgl. Rudolf Steiner: *Natur und Geistwesen*, Hörernotizen von 18 Vorträgen zwischen dem 5. November 1907 und dem 14. Juni 1908, Rudolf Steiner Verlag 1996, S. 176.
3. James Mooney: *Die Mythen der Cherokee,* aus dem Amerikanischen von Harro Strehlow, Zerling 1992.
4. Vgl. Paracelsus: *Sämtliche Werke*, Band IV, Fischer 1932, S. 335.
5. Vgl. J. Hausen: *Sterne, Gene und Mesonen.* Schünemann 1959, S. 203.
6. Vgl. Johann Wolfgang von Goethe: *Metamorphose der Pflanzen*, S. 1.
7. Vgl. Johann Wolfgang von Goethe in: *Italienische Reise*, Kapitel 45, Palermo, 17. April 1787.
8. Vgl. Rainer M. Schröder: *Das geheime Wissen des Alchimisten*, Arena 2000, S. 198.

9. Vgl. Thomas Kesselring: *Jean Piaget*, Beck 1999, S. 23.
10. Vgl. Erwin Schrödinger: *Was ist Leben?*, Band 1134, Piper 1951, S. 99 ff. und S. 106 ff.
11. Vgl. Friedrich Dürrenmatt: *Die Physiker,* Diogenes 1998, S. 92.
12. Vgl. Helene M. Kastinger Riley: *Hildegard von Bingen*, Rowohlt 1997, S. 97.

Bildnachweise

Angelikawurzel oder Echte Engelwurz (Angelica archangelica):
Nordisk familjebok; http://runeberg.org/nfba/0571.html

Borretsch (Borago officinalis):
Johann Georg Sturm; Jacob Sturm; http://www.biolib.de

Spitzwegerich (Plantago lanceolata):
Martin Cilenšek; Scan von *Naše škodljive rastline*

Sanikel (Sanicula europaea):
Amédée Masclef; *Atlas des plantes de France*. 1891

Bohnenkraut (Satureja hortensis):
Johann Georg Sturm; Jacob Sturm; http://www.biolib.de

Knotige Braunwurz (Scrophularia nodosa):
Johann Georg Sturm; Jacob Sturm; http://www.biolib.de

Rosmarin (Rosmarinus officinalis):
Francisco Manuel Blanco (O.S.A.); *Flora de Filipinas [...] Gran edicion [...] [Atlas I]*

Literaturangaben

Ulrich Arndt: *Schätze der Alchemie: Edelstein-Essenzen*, Nietsch 1959.

Cleve Backster: *Evidence of Primary Perception in Plant Life*, International Journal of Parapsychology 10: 329-48. Galston, Arthur W., and Clifford L. 1968.

Albert-László Barabási: *Bursts*, Plumebook 2010.

Katharina Buss: *Der Nutzen im Blumentopf*, Econ 1986.

Henri Bortoft: *Goethes naturwissenschaftliche Methode*, Freies Geistesleben 1995.

Scott Cunnigham: *Enzyklopädie der magischen Kräuter*, Schirner 2006.

Charles Darwin: *The Power of Movement in Plants*, Cambridge University Press 2009.

Friedrich Dürrenmatt: *Die Physiker*, Diogenes 1998.

Prof. Dr. Elmadfa, W. Aign, Prof. Dr. E. Muskat, D. Fritsche: *Die große GU-Nährwert-Kalorientabelle*, Gräfe und Unzer 2005.

Ernst Peter Fischer: *Brücken zum Kosmos*, Libelle 2006.

Susanne Fischer-Rizzi: *Medizin der Erde*, AT 2010.

Hans-Josef Fritschi: *Spagyrik*, Urban und Fischer 1997.

Friedemann Garvelmann: *Pflanzenheilkunde in der Humoralpathologie*, Pflaum 2000.

Peter Goedings (Hrsg.): *Wege zur Erkenntnis der Heilpflanze*, Freies Geistleben 1996.

Johann Wolfgang von Goethe: *Italienische Reise*, Fischer 2009.

Johann Wolfgang von Goethe: *Versuch die Metamorphose der Pflanze zu erklären*, tredition 2011.

Josef Hausen: *Sterne, Gene und Mesonen*, Schünemann 1959.

Werner Heisenberg: *Über den anschaulichen Inhalt der quantentheoretischen Kinematik und Mechanik*, Zeitschrift für Physik 43, 1927.

Ralf Hiener, Olaf Schnelle, Anne Freidanck: *Wildkräuter: Essbare Landschaften. Wildkräuter. Natur & Küche*, Hädecke 2008.

Anthony Huxley: *Das phantastische Leben der Pflanzen*, Hoffmann und Campe 1977.

Roger Kalbermatten: *Wesen und Signatur der Heilpflanze*, AT 2005.

Helen M. Kastinger Riley: *Hildegard von Bingen*, rororo 1997.

Thomas Kesselring: *Jean Piaget*, C.H. Beck 1999.

Martin Krampen: *Pflanzenlesebuch*, Olms 1994.

A. K. Koschtschejew: *Wildwachsende Pflanzen in unserer Ernährung. Über 800 Rezepte*, Fachbuchverlag Leipzig 1994.

Ervin László: *Kosmische Kreativität: Neue Grundlagen einer einheitlichen Wissenschaft von Materie, Geist und Leben*, Insel 1997.

Christine Li: *Chinesische Heilmittel*, Ludwig 2000.

Lynne McTaggert: *Das Nullpunkt-Feld: Auf der Suche nach der kosmischen Ur-Energie*, aus dem Englischen von Gisela Kretzschmar, Goldmann 2003.

George A. Miller: *The Magical Number Seven, Plus or Minus Two: Some Limits on Our Capacity for Processing Information*. In: The Psychological Review, Vol. 63, 1956, S. 81-97.

Gerd K. Müller, Christa Müller: *Geheimnisse der Pflanzenwelt*, Manuscriptum 2003.

James Mooney, Hg.: *Die Mythen der Cherokee*, aus dem Amerikanischen von Harro Strehlow, Zerling 1992.

Peter Niehenke: *Astrologie. Eine Einführung*, Reclam 2000.

Paracelsus: *Sämtliche Werke*, Fischer 1932.

Peter Tompkins, Christopher Bird: *Das geheime Leben der Pflanzen*, Fischer 2012.

Rainer M. Schroeder: *Das geheime Wissen der Alchimisten*, Arena 2009.

Erwin Schrödinger: *Was ist Leben?*, Piper 1951.

John Seymour: *Selbstversorgung aus dem Garten*, Urania 2005.

Rudolf Steiner: *Geisteswissenschaft und Medizin: Zwanzig Vorträge, gehalten in Dornach vom 21. März bis 9. April 1920 vor Ärzten und Medizinstudierenden*. Steiner 2000.

Wolf-Dieter Storl: *Kräuterkunde*, Aurum 2011.

Wolf-Dieter Storl: *Mit Pflanzen verbunden: Meine Erlebnisse mit Heilkräutern und Zauberpflanzen*, Franckh Kosmos 2010.

Wolf-Dieter Storl: *Von Heilkräutern und Pflanzengottheiten*, Franckh Kosmos 2005.

Wolf-Dieter Storl: *Der Kosmos im Garten: Gartenbau nach biologischen Naturgeheimnissen als Weg zur besseren Ernte*, AT 2001.

Über die Autorin

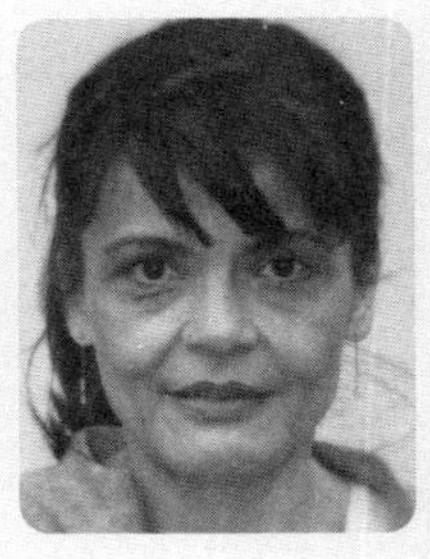

Bettina Schmidt, geboren 1966 in Wurzen bei Leipzig, studierte an der Karl-Marx-Universität Radiologie. 1989 begann sie ihr Studium der Traditionellen Chinesischen Medizin in Düsseldorf, Wuppertal und Hangzhou (China). Danach eröffnete sie eine Praxis für Akupunktur und europäische Kräutermedizin in der Nähe von Dortmund. 2006 zog sie nach Norditalien um, 2008 wurde ihr Sohn geboren. Bettina Schmidt ist bei einer großen Airline beschäftigt und pendelt zwischen Frankfurt und Mailand.

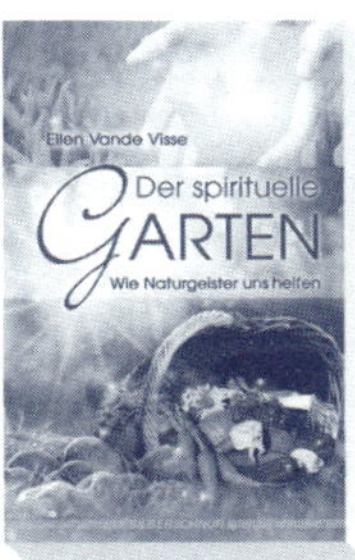

256 Seiten, broschiert
ISBN 978-3-89845-353-0
€ [D] 16,90

Ellen Vande Visse

Der spirituelle Garten

Wie Naturgeister uns helfen

Ellen Vande Visse lädt Sie ein, harmonisch mit dem Naturreich zusammenzuarbeiten. Unterhaltsame Erzählungen erläutern Schritt für Schritt, was Sie tun können, um gemeinsam mit der Natur zu gärtnern und mit den Elementarwesen zu kommunizieren – vollkommen unabhängig davon, ob Sie medial veranlagt sind oder nicht.
Der spirituelle Garten lehrt uns, mit den Pflanzen als Lebewesen zusammenzuarbeiten. Ein Buch über außergewöhnliches Gärtnern, das Sie bis zur letzten Seite nicht mehr aus der Hand legen werden.

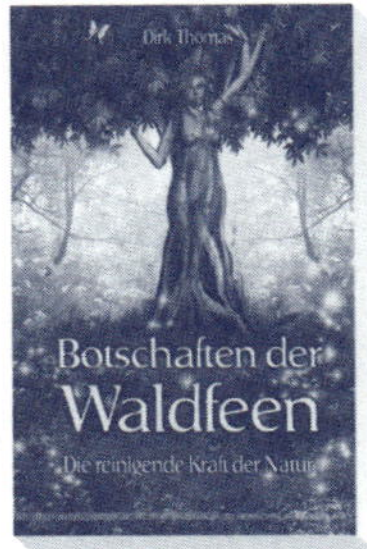

176 Seiten, broschiert
ISBN 978-3-89845-399-8
€ [D] 14,95

Dirk Thomas

Botschaften der Waldfeen

Die reinigende Kraft der Natur

Feen – diese zauberhaften Wesen aus der Welt der Märchen wandeln wahrhaftig in unserer Welt. Wenn wir unser Herz wieder der Natur öffnen und die Kräfte der Natur in uns aufnehmen, können wir ihnen begegnen. Dana, die Feenkönigin des Waldes, geleitet uns in diesem Buch in ihre Welt. Sie zeigt uns, wie wir unserem eigentlichen, göttlichen Wesen wieder näherkommen. Schritt für Schritt begleitet Dana uns zu unserer inneren Weisheit und erklärt dabei auch die Gesamtzusammenhänge unseres energetischen Umfeldes, um uns endlich als Teil der gesamten göttlichen Ordnung wiederzufinden.
Wer den lichtvollen Hinweisen folgt und die versöhnliche Hand der Fee ergreift, steht am Ende des Buches vor einem bedeutenden Schritt: dem Weg in den eigenen Garten Eden ...

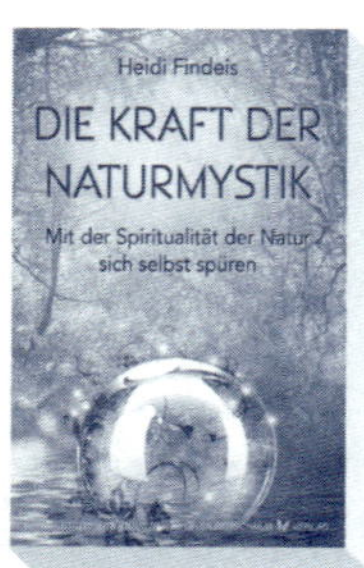

208 Seiten, broschiert
ISBN 978-3-89845-414-8
€ [D] 14,95

Heidi Findeis

Die Kraft der Naturmystik

Mit der Spiritualität der Natur sich selbst spüren

Schamanen vermögen es als Naturmystiker, sich für die Schönheit der Schöpfung zu öffnen und die Heiligkeit des eigenen Daseins zu erkennen.
In wunderbarer Weise begleitet uns die Autorin und Schamanin Heidi Findeis mit praktischen Ratschlägen, einfühlsamen Übungen, tiefgehenden Überlegungen und schamanischem Wissen auf unserem ganz persönlichen Weg. Wir erfahren die Wandlung aus einem beengten Leben in die Weite und Größe unserer wahren Existenz, in der die Kraft des Universums dafür sorgt, dass wir alle gehalten werden. Heidi Findeis beschreibt den Schamanismus dabei erstmals nicht als bloße Technik, die wir praktizieren, sondern als eine neue Art zu leben. Als eine Möglichkeit, unser Leben zu bereichern und es groß werden zu lassen.
Ein Buch, das erhebt und zum Zauber des Lebens geleitet …

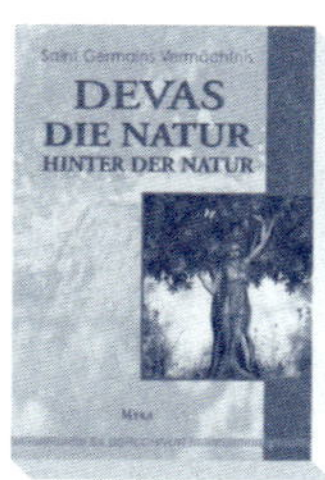

176 Seiten, broschiert
ISBN 978-3-89845-357-8
€ [D] 6,95

Myra

Devas – Die Natur hinter der Natur

Saint Germains Vermächtnis

Im Hinhören und Wahrnehmen der Klänge der Natur können wir das wiederentdecken, was wir zur Harmonisierung brauchen. Dieses Buch führt Sie zu Ihrer inneren Stimme, die Sie stets zur richtigen Pflanze, zum richtigen Metall, zum richtigen Mineral – zu einer lichtvollen Alchemie der Heilung lenkt.

»Der Rhythmus eures Herzens bringt euch ganz automatisch wieder in Verbindung mit dem Rhythmus des Planeten. Spürt im Zyklus der Jahreszeiten die Interaktion mit eurem eigenen Lebenszyklus. Werdet zu einem Teil der Natur.«
Saint Germain

Machen auch Sie sich mithilfe von Saint Germain die Heilkraft der Natur zunutze.

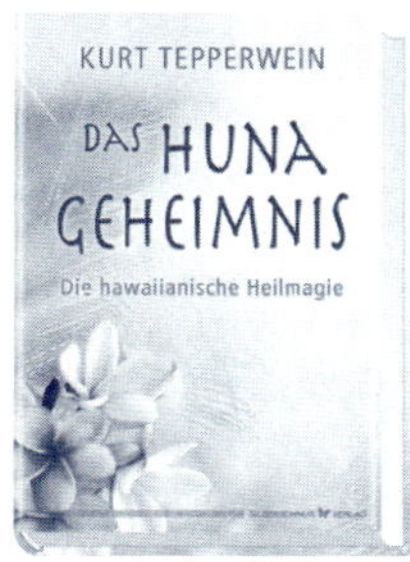

184 Seiten, gebunden
ISBN 978-3-89845-400-1
€ [D] 14,95

Kurt Tepperwein

Das Huna-Geheimnis

Die hawaiianische Heilmagie

Huna bedeutet wörtlich „das verborgene Geheimnis". Wer dieses Geheimnis kennt, kann sein Schicksal nach seinen Wünschen gestalten. Kurt Tepperwein enträtselt in diesem praktischen Buch, wie jeder mit dem Urwissen des hawaiianischen Schamanismus seine eigenen Kräfte gezielt einsetzen kann, um Gesundheit, Glück, Wohlbefinden und Erfolg zu erlangen. Er führt uns in die wichtigsten Denk- und Handlungsprozesse der Huna-Philosophie und -Magie ein und stellt uns Praktiken vor, mit denen wir die Huna-Lehre in unser Leben integrieren können. Mit wertvollen Tipps, Übungen und Meditationen lernen wir, die alte Lebenskunst aus Hawaii ganz praktisch zu leben und unsere Wünsche und Ziele zu erreichen.

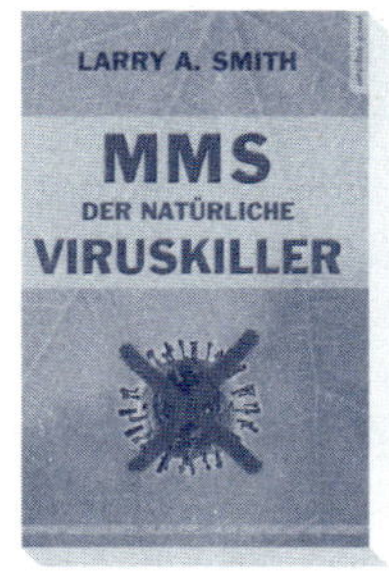

160 Seiten, Klappenbr.
ISBN 978-3-89845-312-7
€ [D] 14,90

Larry A. Smith

MMS – Der natürliche Viruskiller

MMS – kein Wunder, sondern ein wunderbar gesundes Leben! MMS steht für Miracle Mineral Solution, wunderbare Minerallösung – und der Name scheint Programm zu sein: Mehr als 75.000 Fälle von Malaria konnten erfolgreich behandelt werden, mehrere Aids-Patienten und zahlreiche Fälle von Hepatitis C, Tuberkulose bis hin zu Erkältungen – ohne Nebenwirkungen.

Ursprünglich durch Zufall entdeckt, steigt das Interesse an dieser natürlichen »Minerallösung« kontinuierlich. Lesen Sie in diesem praktischen Ratgeber, bei welchen Krankheiten Sie diese neue Minerallösung anwenden können, wie sie herzustellen und zu dosieren ist sowie was Anwender zu MMS zu berichten haben. Kein Buch über ein Wunder, sondern über eine wundervolle Minerallösung, über MMS – die Hoffnung für ein gesundes Leben im 21. Jahrhundert.

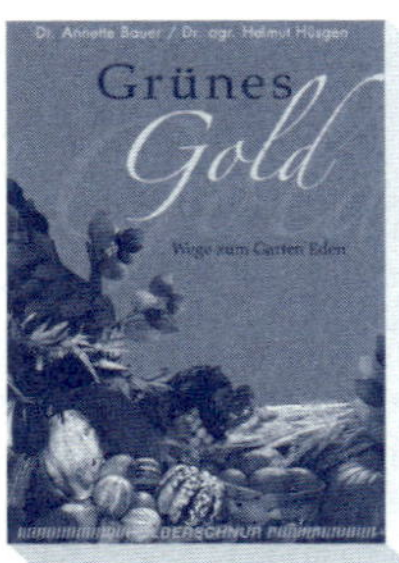

128 Seiten, broschiert
ISBN 978-3-89845-160-4
€ [D] 14,90

Dr. Annette Bauer & Dr. Helmut Hüsgen

Grünes Gold

Wege zum Garten Eden

Seit Mitte der siebziger Jahre beginnt die Phase der Rückbesinnung auf das Ideal der Selbstversorgung angesichts einer bewusst oder unbewusst durch Konsum manipulierten Gesellschaft – und heute besitzt jeder zweite Haushalt in Deutschland einen Garten. Gerade für diesen Leserkreis ist dieses intelligente und wenig klassische Garten-Buch geschrieben, denn es verbindet ein praktisches Gartenverständnis mit einem ökologisch wohltemperierten Informationshintergrund.

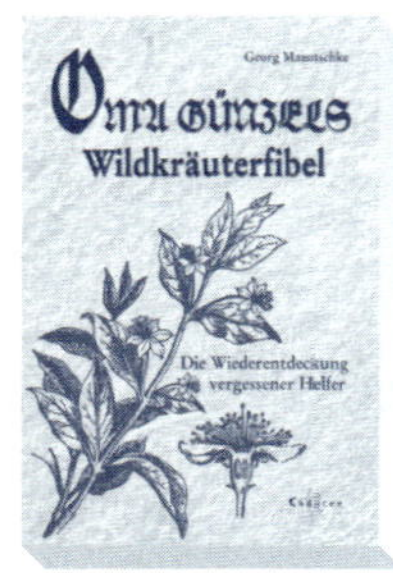

120 Seiten, broschiert
ISBN 978-3-937464-13-8
€ [D] 12,90

Georg Marutschke

Oma Günzels Wildkräuterfibel

Die Wiederentdeckung vergessener Helfer

Ein kulinarischer Streifzug durch unsere heimischen Wiesen und Wälder wie auch ein unverzichtbares Buch für alle, die genug haben von Pillen und Tabletten und sich stattdessen wieder auf Natur und Ursprünglichkeit besinnen wollen.

Der Autor verrät sowohl ausgesprochen schmackhafte Rezeptideen, schlichte und doch effektive Methoden der Kosmetikherstellung mit Wildkräutern sowie erstaunlich einfache Erste-Hilfe-Maßnahmen. Alle stammen aus dem Nachlass der Großmutter des Autors, einer Heilerin, sind langjährig erprobt, helfen ohne Nebenwirkungen und kosten so gut wie nichts.